Programmiersprachen

Formale Sprachen,
von H. Becker und H. Walter

Einführung in ALGOL 60,
von H. Feldmann

Einführung in die Programmiersprache PL/1,
von H. Kamp und H. Pudlatz

Einführung in die Programmiersprache FORTRAN IV,
von G. Lamprecht

Einführung in die Programmiersprache BASIC,
von W.-D. Schwill und R. Weibezahn

BASIC in der medizinischen Statistik
von H. Ackermann

Vieweg

Hanns Ackermann

BASIC
in der medizinischen
Statistik

Skriptum für
Mediziner, Biologen, Pharmazeuten
ab 1. Semester

Vieweg

Hanns Ackermann ist wissenschaftlicher Mitarbeiter der Abteilung Biomathematik am Klinikum der Johann-Wolfgang-Goethe Universität Frankfurt am Main.

Verlagsredaktion: *Alfred Schubert*

CIP-Kurztitelaufnahme der Deutschen Bibliothek

Ackermann, Hanns
BASIC in der medizinischen Statistik: Skriptum für
Informatiker, Mediziner, Biologen, Pharmazeuten
ab 1. Semester. – 1. Aufl. – Braunschweig: Vieweg, 1977.
ISBN-13: 978-3-528-03324-8

1977

ISBN-13: 978-3-528-03324-8   e-ISBN-13: 978-3-322-85409-4
DOI: 10.1007/ 978-3-322-85409-4

Vorwort

Der Umfang des Beobachtungsmaterials oder die Kompli-
ziertheit des statistischen Problems verweisen den
empirisch arbeitenden Wissenschaftler, aber auch den
Studenten im fortgeschrittenen Semester, häufig auf
die Verwendung von elektronischen Datenverarbeitungs-
anlagen. Das vorliegende Skriptum, das sich haupt-
sächlich an Medizinstudenten des zweiten Studienab-
schnittes, an Doktoranden der Medizin und an interessierte Mediziner richtet, soll den Anfänger mit dem
Gebrauch der leicht erlernbaren Programmiersprache
BASIC vertraut machen und eigene Kommunikation mit
einer Datenverarbeitungsanlage ermöglichen.

Die ersten beiden Kapitel beinhalten eine Einführung
in den Problemkreis "Computer und Programmierung".
Die Darstellung der Programmiersprache BASIC soll
nicht vollständig sein, sondern soll zur selbständigen
Programmierung auch komplexerer statistischer Verfahren ausreichen. So erfolgt beispielsweise keine Beschreibung der BASIC – Matrizenoperationen, die diesen
Rahmen sprengen und darüberhinaus zum Verständnis ge-
wisse Kenntnisse aus der linearen Algebra voraussetzen
würde. Außerdem wird weitgehend darauf verzichtet,
maschinengebundene Angaben wie zum Beispiel Anzahl der
bits in einem Speicherwort oder maximale Größe von
Zahlen in bestimmten Darstellungen zu machen, da diese
stark von den jeweils benutzten Rechenautomaten abhängig sind. Aus ähnlichen Gründen wird auf eine Dis-
kussion der verschiedenen Systembefehle verzichtet.
Diese können leicht in den Handbüchern der entsprechenden Maschinen nachgeschlagen werden. Letzteres
gilt auch für die Unterschiede zwischen den einzelnen
BASIC – Versionen.

Im letzten Kapitel werden für erste Anwendungen und
zum tieferen Verständnis der beschriebenen Sachver-
halte einige Programme zur Lösung von Problemen aus
der medizinischen Statistik angegeben. Auf elegante
und optimale Programmierung wurde aus didaktischen
Gründen verzichtet, um die Strukturen der Programme
deutlicher zu machen. Kenntnisse der Statistik oder
der Mathematik, die über elementare Grundlagen hin-
ausgehen, sind zum Verständnis nicht notwendigerwei-
se erforderlich. Es sei auch an dieser Stelle darauf
hingewiesen, daß sich das Buch in erster Linie mit
der Programmiersprache BASIC befaßt und der Leser
bei der Lektüre des dritten Kapitels stets die angegebenen Lehrbücher der Statistik beachten möge.

Alle Programme wurden auf einer HEWLETT-PACKARD 9830A
gerechnet.

Herrn Prof. Dr. Klaus Abt danke ich für seine wert-
vollen Hinweise zu den Ausführungen des dritten
Kapitels. Frau Marion Kibbert, Herr Dr. Gerald Morawe
und insbesondere Herr Dr. Karl-Heinz Tews haben das
Manuskript kritisch gelesen; auch ihnen sei herzlich
gedankt.

Hochheim, im April 1977

Hanns Ackermann

Inhaltsverzeichnis

0. Kapitel: Einleitung 1

I. Kapitel: Einführung in die elektronische
Datenverarbeitung und Programmierung 3

1. Strukturen von Rechenautomaten 3
1.1 Digitalrechner 3
1.2 Analogrechner 6

2. Programmsprachen 7
2.1 Das Flußdiagramm 8
2.2 Lochkarten 10

II. Kapitel: Einführung in die Programmiersprache BASIC 14

1. Aufteilung eines BASIC - Programms 14

2. Konstanten 16
2.1 Festkommakonstanten 16
2.2 Gleitkommakonstanten 16
2.3 Hollerith - Konstanten 16

3. Variablen 17
3.1 Festkomma- und Gleitkommavariablen 17
3.2 Hollerith - Variablen 17

4. Eingebaute Funktionen   19

5. Arithmetische Ausdrücke und arithmetische
    Anweisungen   20

6. Die STOP- und die END - Anweisung   22

7. Die Dimensionierungsanweisung   22
7.1 Indizierungen   22
7.2 Die DIM - Anweisung   23

8. Die Kommentarzeile   24

9. Druckanweisungen   25
9.1 Die PRINT - Anweisung   25
9.2 Ausgabe von Daten durch die PRINTUSING-
    Anweisung und eine Maske   26
9.3 Ausgabe von Daten durch die WRITE- und
    die FORMAT - Anweisung   28

10. Eingabe von Daten durch die READ- und
     die DATA - Anweisung   34
10.1 Die READ - Anweisung   34
10.2 Die DATA - Anweisung   34
10.3 Die RESTORE - Anweisung   36

11. Sprunganweisungen   37
11.1 Die GOTO - Anweisung   37
11.2 Die berechnete GOTO - Anweisung   37
11.3 Die IF - THEN - Anweisung   38
11.4 Rundungsfehler   40

12. Die FOR - NEXT - Schleife   43

13. Die arithmetische Anweisungsfunktion   48

14.   Unterprogramme   50

14.1 Die GOSUB - Anweisung   50

14.2 Die RETURN - Anweisung   51

15.   Lösungen der Übungsaufgaben   53

III. Kapitel: BASIC - Programme zur Lösung
statistischer Probleme in der Medizin   57

0.   Ein allgemeiner Überblick   57

0.1 Die Versuchsplanung   57

0.2 Die deskriptive Statistik   58

0.3 Die analytische Statistik   58

0.4 Voraussetzungen für die Anwendbarkeit
statistischer Verfahren   59

1.   Berechnung von Wahrscheinlichkeiten   61

1.1 Die Binomialverteilung   61

1.2 Die Poisson - Verteilung   63

2.   Berechnung statistischer Maßzahlen   65

2.1 Durchschnitt, Streuung und Standardabweichung   65

2.2 Extremwerte, Spannweite und Median   67

2.3 Häufigkeiten und Histogramme   69

3.   Testverfahren   74

3.1 Die Vierfeldertafel   74

3.2 Der χ^2-Anpassungstest   77

3.3 Der Vorzeichentest   80

3.4 Der Einstichproben - t - Test   83

3.5 Der Wilcoxon - Test   86

3.6 Einfache lineare Regression   90

3.7 Einfache lineare Korrelation   93

3.8 Die Einweg - Varianzanalyse   96

4. Zufallszahlen und Randomisierung   101

4.1 Der Zufallsgenerator   101

4.2 Die Randomisierung   105

Literatur   108

Sachverzeichnis   110

0. Einleitung

Die Entwicklung von elektronischen Datenverarbei-
tungsanlagen (EDVA) hat es ermöglicht, Rechnungen
hoher Komplexität und die Verarbeitung großer Mengen
von Daten in relativ kurzer Zeit und mit großer Zu-
verlässigkeit durchzuführen. Die EDVA kommen deshalb
in breiten wissenschaftlichen, technischen und kom-
merziellen Bereichen zur Anwendung.

Um den Rechenablauf einer EDV-Anlage zu bestimmen,
ist es notwendig, der Anlage ein Programm einzu-
geben. Dieses Programm muß den Rechenablauf bis in
die letzten Einzelheiten eindeutig vorschreiben; die
Aufeinanderfolge der einzelnen (und aller) Rechen-
schritte muß streng geregelt sein. Ferner muß das
Programm abgeschlossen sein, d.h. es darf nur auf
Vorgänge, Daten und frühere Ergebnisse Bezug nehmen,
die durch das Programm selbst bestimmt sind, so daß
nichts der "schöpferischen Phantasie" eines Dritten
überlassen bleibt.

Programme werden in Programmiersprachen wie zum Beispiel FORTRAN (Formula Translater), ALGOL (Algorithmic
Language), COBOL (Common Business Oriented Language)
oder BASIC (Beginner's All Purpose Symbolic Instruc-
tion Code) geschrieben. Im zweiten Kapitel werden
die wesentlichen Elemente der Programmiersprache
BASIC behandelt.

Im ersten Kapitel wird ein allgemeiner Überblick über
den Aufbau und die Funktionsweise von verschiedenen
Typen von Rechenautomaten gegeben.

Im dritten Kapitel werden einige Verfahren sowohl
der deskriptiven Statistik (Berechnung von Lage-
und Streuungsmaßen, Häufigkeitsverteilungen etc.)
als auch der analytischen Statistik (Testverfahren,
einfache lineare Regressions- und Korrelationsrechnung etc.) erläutert. Zu jedem dieser Verfahren
werden BASIC - Programme zur Durchführung der Rechnungen auf einem Computer angegeben und diskutiert.
Der letzte Abschnitt dieses Kapitels befaßt sich
mit der Erzeugung von Zufallszahlen und mit dem
statistischen Prinzip der Randomisierung.

I. Kapitel: Einführung in die elektronische Datenverarbeitung und Programmierung

1. Strukturen von Rechenautomaten

Man unterscheidet zwei Grundtypen von Rechenautomaten: Digitalrechner und Analogrechner. Digitalrechner, die am häufigsten verwendet werden, arbeiten mit Ziffern (engl. digits), bei Analogrechnern verwendet man zur Zahldarstellung analoge Größen geometrischer oder physikalischer Art, wie z.B. Widerstände, Stromstärken und Spannungen.

Eine andere Art von Rechenautomaten, auf die hier nicht weiter eingegangen wird, stellen die Hybridrechner dar. Hybridrechner bestehen im wesentlichen aus Digitalrechner, Analogrechner und Koppelungselektronik und verbinden die Vorteile von Digitalrechnern (hohe Genauigkeit, digitale Ein- und Ausgabe) mit den Vorteilen von Analogrechnern (einfache Darstellung komplexer mathematischer Zusammenhänge).

1.1 Digitalrechner

Eine digitale Rechenanlage ist ein System von zusammenarbeitenden Einheiten. Ein solches System läßt sich im wesentlichen in folgende Einheiten zergliedern: Zentraleinheit (Central Processor), Kernspeicher (interner Speicher), Steuerpult (Konsole), periphere Einheiten (periphere Speicher) und Ein- und Ausgabegeräte.

Die Bezeichnung "Zentraleinheit" wird üblicherweise für das Teilsystem, das aus Steuereinheit,
Rechenwerk und Steuerwerk für die Ein- und Ausgabe besteht, benutzt. Die Steuereinheit gibt im
Verlauf einer Rechnung Steuerimpulse an die übrigen Teile des Rechenautomaten in der durch das
Programm geregelten Reihenfolge. Bei einer Addition
etwa wird der Kernspeicher (vgl. weiter unten), in
dem die Summanden gespeichert sind, und das Rechenwerk angesprochen. Mit Hilfe des Rechenwerks können
die arithmetischen Grundoperationen (Addition, Sub-
traktion, Multiplikation und Division) durchgeführt
werden und außerdem kann geprüft werden, ob eine
Zahl negativ, null oder positiv ist (man kann also
logische Entscheidungen treffen). Das Ein- und Ausgabe - Steuerwerk (Input/Output, I/O - Steuerwerk)
überwacht den Datenfluß zwischen dem Kernspeicher
und den peripheren Einheiten sowie zwischen den
peripheren Einheiten untereinander.

Das Steuerpult ermöglicht dem Operateur, der die
Rechenanlage bedient, das System zu kontrollieren
und eventuell über eine Tastatur in die Arbeit des
Systems einzugreifen. Weiterhin kann der Program-
mierer über das Steuerpult vom Programm aus Mit-
teilungen an den Operateur machen, um z.B. Magnetbänder bereitstellen zu lassen.

Die peripheren Einheiten sind zum einen periphere
Speicher wie z.B. Magnettrommeln, Magnetplatten
und Magnetbänder, zum anderen die Ein- und Ausgabegeräte (I/O - Geräte), also Kartenleser, Karten-
stanzer, Drucker, Lochstreifenleser und -stanzer.
Die I/O - Geräte sind an das I/O - Steuerwerk angeschlossen.

Der <u>Kernspeicher</u> ist der Arbeitsspeicher eines digitalen Rechenautomaten. Die Informationen (d.h. die Daten und Befehle), die von der Zentraleinheit benötigt werden, werden von dieser aus dem Kernspeicher geholt. Der Speicher besteht aus Speicherwörtern ("Register"), die durch natürliche Zahlen, den sog. Adressen, gekennzeichnet und anzusprechen sind. Die Speicherwörter bestehen aus einer Anzahl Binärstellen, den bits (engl. bit = <u>bi</u>nary digi<u>t</u> = Binärstelle). Bits sind elektronische Bausteine, die zwei stabile Zustände annehmen können; der eine Zustand wird als "1", der andere Zustand wird als "0" gedeutet (auf die physikalisch - technische Problematik soll hier nicht weiter eingegangen werden): man kann also die Information "1" oder "0" speichern. Wenn nun, entsprechend der Dezimaldarstellung, in einem bit jede der Zahlen 0, 1, 2, ..., 9 zu speichern sein sollte, so müßte ein bit 10 stabile Zustände haben, um zwischen den 10 verschiedenen Zahlen unterscheiden zu können. Da solche Bausteine nur mit sehr großem Aufwand herzustellen sind, beschränkt man sich auf Bausteine mit zwei stabilen Zuständen und verwendet die Dualdarstellung von Zahlen. Natürlich ist es jetzt erforderlich, mehrere bits zur Darstellung einer Zahl zwischen 0 und 9 zu verwenden. Bei größeren Anlagen sind 9 bits zu einem Byte und 32, 36, 48 oder 60 bits zu einem Speicherwort zusammengefaßt; man kann also bei einer Wortlänge von k bits bis zu 2^k verschiedene Zahlen darstellen. Bytes und Worte sind die kleinsten Informationseinheiten, die man direkt durch Adressen ansprechen kann.

Um eine beliebige Zahl in Dezimaldarstellung mit Hilfe des Zeichenvorrats $\{0,1\}$ zu notieren, also in Dual- (Binär-) Darstellung zu übertragen oder umgekehrt,

kann man folgende Überlegungen anstellen, die am
Beispiel der Dezimalzahl 1026_{10} erläutert werden.
(Der Index "10" der Zahl 1026 drückt aus, daß es
sich um eine Dezimalzahl handelt.)

Die Schreibweise "1026" ist als Abkürzung der aus-
führlichen Notierung $1026 = 1 \cdot 10^3 + 0 \cdot 10^2 + 2 \cdot 10^1 +
6 \cdot 10^0$ zu verstehen. Die abgekürzte Schreibweise
läßt die Zehnerpotenzen weg und notiert lediglich
deren Faktoren in den den Exponenten zugeordneten
Positionen.

Auf gleiche Weise kann man die Zahl 1026 als Summe
von Potenzen von 2 ausdrücken: $1026_{10} = 1 \cdot 2^{10} + 0 \cdot 2^9
+ 0 \cdot 2^8 + \ldots + 0 \cdot 2^2 + 1 \cdot 2^1 + 0 \cdot 2^0$. Läßt man nun die
Zweierpotenzen weg und notiert nur deren Faktoren,
so erhält man $1026_{10} = 10000000010_2$.

Die Übersetzung der Zahlen bei der Ein- und Ausgabe
nimmt die Rechenanlage in der Regel selbst vor.

1.2 Analogrechner

Ein Analogrechner arbeitet mit (im allgemeinen stetigen) physikalischen Größen, also nicht wie ein
Digitalrechner mit diskreten Ziffern. Ein solcher
Rechner enthält Rechenelemente zur Durchführung der
arithmetischen Grundoperationen, Integration u.a.
und außerdem Elemente für logische Entscheidungen,
mit deren Hilfe man zu einer bereits mathematisch
formulierten Aufgabe ein analoges System aufbaut.
Die Ein- und Ausgänge dieser Rechenelemente sind an
ein zentrales Buchsenfeld ("Programmierfeld") angeschlossen, so daß durch Zusammenschaltung von ver-

schiedenen Rechenelementen bestimmte vorgegebene
Aufgaben realisiert werden können. Das Programmier-
feld entspricht den Eingabegeräten von digitalen
Rechenautomaten.

Die Ausgabe der Ergebnisse erfolgt üblicherweise
über Oszillographen, Plotter (automatische Zeichen-
geräte), Voltmeter etc. Man legt also an bestimmten
Stellen des Systems von Widerständen, Schwingkreisen,
Kondensatoren etc. physikalische Größen an und greift
an anderen Stellen die gesuchten Werte z.B. mit Hilfe
eines Meßgerätes ab.

2. Programmsprachen

Ein Programm für eine Datenverarbeitungsanlage (DVA)
ist eine Folge von logisch gekoppelten Befehlen, die
den Rechenablauf zur Lösung eines Problems in ein-
deutiger und abgeschlossener Form bestimmen. Vor der
Lösung einer Aufgabe mit einer Datenverarbeitungsanlage werden im allgemeinen folgende Schritte durchgeführt:

     1. Problemanalyse

     2. Aufstellung eines Flußdiagrammes

     3. Erstellung des Programms

     4. Eingabe in die DVA

Die Problemanalyse ist vom speziellen Typ der Datenverarbeitungsanlage unabhängig. Die Klärung des Be-
griffes "Flußdiagramm" folgt im nächsten Abschnitt;
auf die Erstellung eines Programms in einer Programmiersprache wird in den Kapiteln II und III einge-

gangen. Das übliche Eingabeverfahren mit Hilfe von
Lochkarten wird in Abschnitt 2.2 erläutert.

2.1 Das Flußdiagramm

Ein Flußdiagramm ist auf einer Zwischenstufe zwischen der (verbalen) Formulierung des Problems und
des fertigen Programms einzuordnen und dient zur
Erleichterung des Schreibens des Programms. Das Flußdiagramm beginnt mit einem Startsymbol und endet mit
einem Stopsymbol. Zwischen diesen beiden Zeichen werden alle durchzuführenden Operationen und Entscheidungen eingetragen. Das Flußdiagramm beschreibt also
in gewisser Weise die Struktur des Programms.

In die folgenden vorgeschriebenen Symbole werden die
Art der Operationen bzw. der Entscheidungen eingetragen:

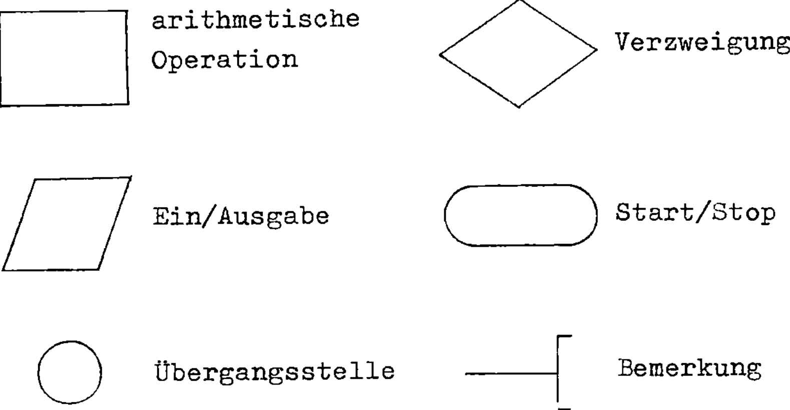

Das folgende Beispiel soll diese Symbole näher
erläutern.

Beispiel

Flußdiagramm zur Berechnung der Summe aller natür-
licher Zahlen von 1 bis 100:

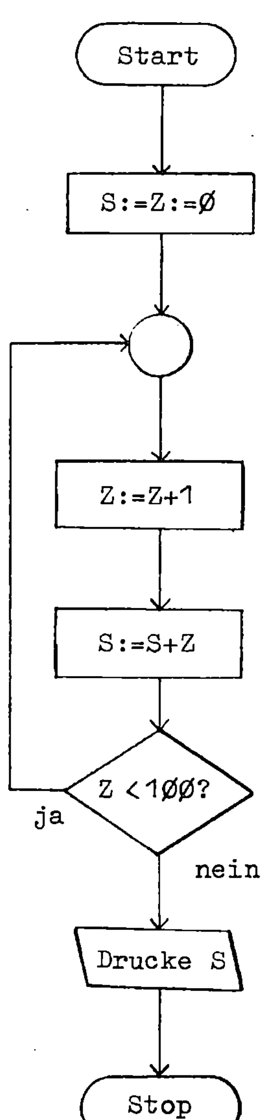

Anfangswerte festsetzen; S ist die
Summe. ":=" bedeutet, daß der Wert,
der auf der rechten Seite steht,
auf den Speicherplatz gebracht wird,
der S bzw. Z zugeordnet ist.

Man erhält jeweils die nächste Zahl,
die addiert werden soll.

Z wird zu dem bisherigen Wert von S
addiert. Das Ergebnis wird wieder
auf den Speicherplatz gebracht, der
S zugeordnet ist.

Wenn $Z < 1ØØ$, dann muß mindestens
noch eine Zahl addiert werden. Ist
$Z = 1ØØ$, so wird der Rechenvorgang
beendet. (Vgl. hierzu auch Kap. II,
11.4 Rundungsfehler.)

Man unterscheidet zyklische und lineare Flußdiagramme. In zyklischen Programmen wird in Abhängigkeit von einer Entscheidung eine Befehlsfolge mehrfach durchlaufen (vgl. Beispiel). In linearen Programmen wird eine Befehlsfolge einmal ausgeführt, worauf das Programm stoppt.

2.2 Lochkarten

Das noch heute am häufigsten benutzte Mittel, einen Rechenautomaten mit Daten und Befehlen zu "füttern", ist die Lochkarte mit 80 Spalten und 12 Zeilen, die sog. 80-er Kolonnenkarte. Auf dieser Lochkarte werden Buchstaben (alphamerische Zeichen), Zahlen (numerische Zeichen) und Sonderzeichen durch Lochkombinationen dargestellt, wobei i.a. eine Spalte genau einem Zeichen entspricht. Alphamerische Zeichen und numerische Zeichen heißen auch alphanumerische Zeichen. Es können höchstens 80 alphanumerische Zeichen und Sonderzeichen auf einer Lochkarte dargestellt werden.

In der Anfangszeit der EDV bediente man sich Lochkarten mit 10 Zeilen, die von $\emptyset$ bis 9 durchnumeriert waren. Später wurden eine 11. und eine 12. Zeile hinzugefügt, die über der $\emptyset$. Zeile angeordnet sind. Die Zeilen $\emptyset$, 11 und 12 heißen Zonenzeilen, die übrigen Ziffernzeilen.

Zahlen werden durch einfache Lochungen dargestellt, wie zum Beispiel die Zahl 5 durch eine Lochung in der 5. Zeile oder die Zahl 7 durch eine Lochung in

der 7. Zeile. Buchstaben werden durch zwei Lochungen
wiedergegeben, nämlich durch eine Lochung in einer
Zonen- und eine Lochung in einer Ziffernzeile.

Die Lochkombinationen im IBM - Code:

Zifferlochung

		1	2	3	4	5	6	7	8	9
Z l	12		A	B	C	D	E	F	G	H	I
o o										
n c	11		J	K	L	M	N	O	P	Q	R
e h										
n u	Ø	Ø		S	T	U	V	W	X	Y	Z
- n										
g			1	2	3	4	5	6	7	8	9

Sonderzeichen (+,-,*,Ø etc.) werden durch eine, zwei
oder drei Lochungen wiedergegeben, die sich mitunter
alle in Ziffernzeilen befinden (z.B. =, > oder ꭇ).
Natürlich sind alle Codierungen der Zeichen paar-
weise verschieden. Die Zahl Null erhält zur Unter-
scheidung vom Buchstaben O einen Schrägstrich.

Alphanumerische Zeichen und Sonderzeichen werden
mit Hilfe von Schreiblochern auf Lochkarten übertragen. Will man etwa in der 10. Spalte das Zeichen "F" ablochen, so wird durch einen einzigen
Tastendruck in der 12. und in der 6. Zeile je eine
Lochung angebracht und außerdem am oberen Rand der
Lochkarte im Klartext das Zeichen "F" gedruckt. Es
ist also beim Ablochen von Daten und Befehlen keine
umständliche und zeitraubende Codierung des Textes
vorzunehmen.

Die Lochkarten können von einem Lochkartenleser gelesen werden. Die älteste Lesemethode ist die der
elektromechanischen Abtastung. Die Lochkarte gleitet
unter Metallbürsten, die in einer Reihe angeordnet
sind, hindurch. Treffen die Bürsten auf eine Lochung,
so schließen sie einen Stromkreis und erzeugen dadurch einen Impuls. Mit dieser Methode können bis zu
40000 Lochkarten pro Stunde gelesen werden.

Eine andere Möglichkeit ist die Methode der photo-
elektrischen Abtastung. Die Metallbürsten, die nach
vielen Durchläufen die Lochkarten beschädigen, werden durch Lämpchen und Photozellen ersetzt. Mit Hilfe
dieses Verfahrens läßt sich eine weitaus höhere Ab-
lesegeschwindigkeit erzielen als bei der elektromechanischen Abtastung.

Ein weiteres Verfahren, die kapazitive Abtastung,
nützt das elektrische Feld zwischen den Platten
eines Kondensators. Ersetzt man das Dielektrikum
"Luft" durch das Dielektrikum "Papier", so erhöht
sich die Kapazität des Kondensators; die Spannung
fällt bei konstanter Ladung ab. Gelangt also eine
Lochung der Lochkarte zwischen die Platten des Kondensators, so befindet sich dort das Dielektrikum
"Luft" und die Spannung steigt an. Man kann also
am Spannungsanstieg ablesen, daß sich an einer bestimmten Stelle der Karte eine Lochung befindet.

Alphanumerische Zeichen, die auf einer 80-er Kolonnenkarte abgelocht sind (die Abbildung der Lochkarte ist
verkleinert):

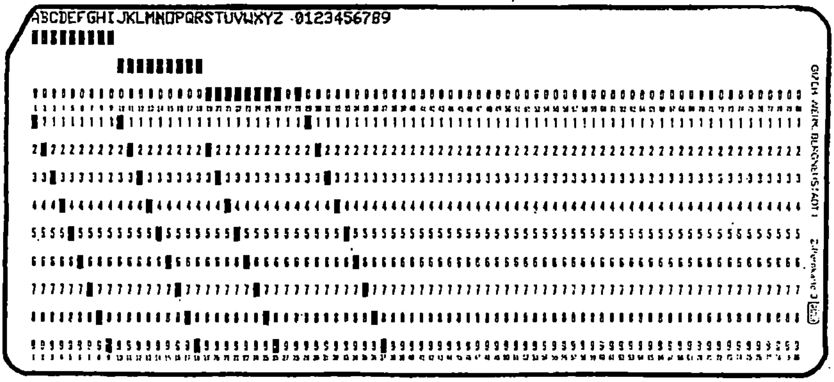

Beispiel einer BASIC - Anweisung:

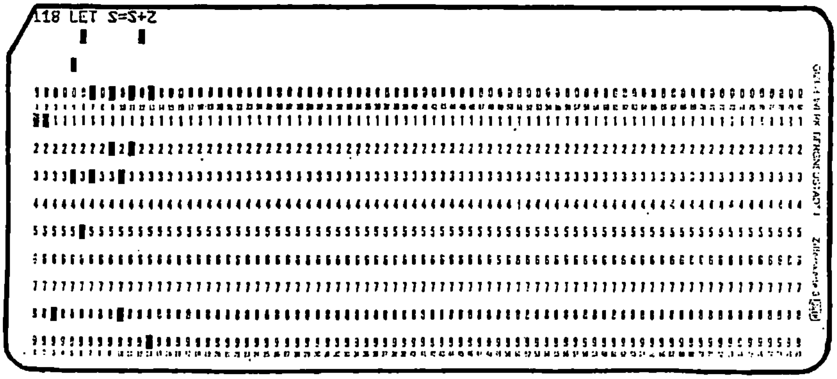

II. Kapitel: Einführung in die Programmiersprache

BASIC

1. Aufteilung eines BASIC-Programms

Ein BASIC - Programm besteht aus einer Anzahl von Befehlen, den Anweisungen, die im allgemeinen auf Lochkarten abgelocht sind und die die ganze Information enthalten, die zur Implementierung einer Rechnung notwendig ist. Ein Programm enthält stets ein Hauptprogramm und möglicherweise auch Unterprogramme.

Ein Programm wird durch Hinzufügen von Steuerkarten ein ausführbares Programm. Steuerkarten enthalten Angaben über die Rechenzeit des Programms, Länge des Ausdrucks der Ergebnisse, verwendete Programmiersprache, Rechennummer des Benutzers etc.

Beim Ablochen eines BASIC - Programmes ist die Aufteilung einer BASIC - Anweisung zu beachten. Jede BASIC - Anweisung beginnt mit einer Zeilennummer i, wobei $0 < i < 100000$ (bei manchen Rechnern ist $i < 10000$). Durch die Zeilennummern wird die Reihenfolge, in der die Anweisungen abgearbeitet werden sollen, festgelegt. Anschließend an die Zeilennummer folgt die eigentliche BASIC - Anweisung, die zusammen mit der Zeilennummer bis zu 80 Stellen umfassen darf. Es ist möglich, an verschiedenen Stellen der Anweisung Leerzeichen ("blanks") einzufügen, um ein übersichtlicheres Schriftbild zu erhalten.

Auf der nächsten Seite wird zur Veranschaulichung der Aufteilung von BASIC - Programmen und -Anweisungen ein Programm angegeben, das in BASIC geschrieben ist. Die zum inhaltlichen Verständnis notwendigen Zusammenhänge werden später ausführlich erläutert.

```
4    REM BEISPIEL EINES BASIC-PROGRAMMS
5    REM BEISPIEL KAP.II,2.1 IN BASIC
7    REM
10   REM BERECHNUNG DER SUMME DER NATUERLICHEN ZAHLEN VON 1 BIS 100.
15   REM
17   REM JETZT WERDEN DIE ANFANGSWERTE VON S UND Z FESTGESETZT:
30   LET S=0
40   LET Z=0
55   REM Z IST DIE NAECHSTE ZAHL, DIE ADDIERT WERDEN SOLL:
90   LET Z=Z+1
91   REM Z WIRD ZU DEM BISHERIGEN WERT VON S ADDIERT:
95   LET S=S+Z
100  REM
105  REM WENN Z<100, DANN MUSS NOCH MINDESTENS EINE ZAHL ZU S ADDIERT WERDEN.
115  IF Z<100 THEN 90
130  REM Z=100, ES WURDEN ALLE ZAHLEN ADDIERT:
140  PRINT "SUMME =";S
2000 END
```

2. Konstanten

2.1 Festkommakonstanten

Festkommakonstanten bestehen aus einer Folge von im
allgemeinen bis zu 9 Ziffern (bei manchen Maschinen
auch bis zu 12) und werden ohne Dezimalpunkt notiert.

Beispiele: -6131, 672901, 6146, -3431, 773

2.2 Gleitkommakonstanten

Gleitkommakonstanten bestehen aus einer mit einem Dezimalpunkt versehenen Folge von bis zu 9 (oder 12)
Ziffern, der ein Exponent folgen darf. Bei der Darstellung mit Exponenten folgt der Konstanten der Buch-
stabe 'E' und eine Festkommakonstante zwischen -99 und
+99. Diese Festkommazahl gibt die Potenz von 10 an,
mit der die Zahl zu multiplizieren ist. (Bei manchen
Maschinen muß das Vorzeichen des Exponenten immer geschrieben werden und/oder der Exponent muß immer
zweistellig sein. Anstelle von 1E2 = $1 \cdot 10^2$ = 100 müßte
man 1E+2 oder 1E+02 schreiben.) Führende Nullen vor
dem Dezimalpunkt müssen nicht geschrieben werden.

Beispiele: 1.9, 2143E-65, 54321.769, 0.89, .89, .001

2.3 Hollerith-Konstanten

Diese haben die Form "$a_1 a_2 \ldots a_n$", wobei alle a_i
(i=1,2,...,n) alphanumerische Zeichen oder Sonderzeichen sind. Die Anführungszeichen gehören zu der
Hollerith - Konstanten. Bei manchen Maschinen tritt
an die Stelle der Anführungszeichen ein Apostroph.

Beispiele: "ERGEBNIS", "TABØ7", "ENDE1", "GAMMA"

Übungsaufgaben

Es ist zu prüfen, ob die folgenden Konstanten zulässig sind und welchem Typ sie zugehören:

1.9, 1234, "GAMMA", 3.4E-95, THEO, 1243658709789
.8Ø1, "====", -28.3E-1Ø, -1.ØE+1Ø11, 123

3. Variablen

3.1 Fest- und Gleitkommavariablen

Variablen sind Größen, die im Verlauf einer Rechnung verschiedene Werte annehmen können.

Namen von nicht - indizierten Variablen bestehen aus _einem_ Buchstaben oder aus _einem_ Buchstaben und _einer_ Ziffer.

Beispiele: F, TØ, Z, C5, X9, H
Vgl. auch das Beispiel aus Abschnitt 2.1: S und Z sind Namen von nicht - indizierten Variablen.

Namen von indizierten Variablen bestehen aus _einem_ Buchstaben. Es kommen also nur die Buchstaben A,B, C,...,Z in Frage. Näheres hierzu wird in Abschnitt 7 erläutert.

3.2 Hollerith-Variablen

Der Name einer Hollerith - Variablen setzt sich aus einem Buchstaben und dem Sonderzeichen Ø zusammen.

Beispiele: A$, B$, ..., Z$

Auf jeder dieser Variablen kann nur eine bestimmte
Anzahl alphanumerischer Zeichen und Sonderzeichen
gespeichert werden. Diese Anzahl ist von der verwendeten Rechenanlage abhängig und beträgt im allgemeinen 15 Zeichen.

Beispiele für die Zuweisung (vgl. auch Absch. 5):

```
10 LET X$ = "X"
20 LET C$ = "ENDE"
30 LET D$ = " "
40 LET E$ = D$
```

Hollerith - Variablen können in analoger Weise wie
Fest- und Gleitkommavariablen indiziert werden.
Dies folgt in Abschnitt 7.

Übungsaufgaben

1. Es ist zu prüfen, welche der folgenden Variablennamen zulässig sind:

F , H9 , T81 , T$, A , A0 , B7 , T$1 , F9 , F$,
F2$, 01 , 0F

2. Die Variablennamen aus 1. sollen nach Hollerith-
Variablennamen, Namen von nicht - indizierten Variablen und Namen von indizierten Variablen (den Namen
von Feldern) unterschieden werden.

4. Eingebaute Funktionen

Die Funktionen, die in diesem Abschnitt beschrieben
werden, heißen auch arithmetische Funktionen.

Die eingebauten Funktionen werden aufgerufen, indem
der Name der Funktion mit dem in Klammern gesetzten
Argument aufgeführt wird. Das Argument kann eine
Gleit- oder Festkommakonstante oder -variable sein,
aber auch ein beliebig komplizierter arithmetischer
Ausdruck (diese werden in Abschnitt 5 beschrieben).
Funktionsaufrufe können wie Variablen in arithme-
tischen Ausdrücken verwendet werden.

Im folgenden wird ein Auszug der wichtigsten eingebauten Funktionen gegeben. Dabei bezeichnet a das
Argument und w den Wert der Funktion.

Funktion	Wirkung	
EXP(a)	Exponentialfunktion:	$w=e^a$
LOG(a)	Natürlicher Logarithmus:	$w={_e}\log(a)$
SIN(a)	Trigonometrischer Sinus:	$w=\sin(a)$
COS(a)	Trigonometrischer Cosinus:	$w=\cos(a)$
TAN(a)	Trigonometrischer Tangens:	$w=\tan(a)$
SQR(a)	Quadratwurzel:	$w=\sqrt{a}$
ABS(a)	Absolutbetrag:	$w=|a|$
INT(a)	Abrundungsfunktion:	$w=\max\{n \mid a\geq n\in Z\}$
SGN(a)	Vorzeichenfunktion:	$w=\begin{cases} 1 & a>0 \\ 0 & \text{für} \quad a=0 \\ -1 & a<0 \end{cases}$

5. Arithmetische Ausdrücke und arithmetische Anweisungen

Fest- und Gleitkommakonstanten und -variablen und
Funktionsaufrufe sind arithmetische Ausdrücke. Wenn
man diese mit Hilfe von Klammern und den arithmetischen
Operationszeichen +,-,*,/ und ↑ verknüpft, so ent-
stehen wieder arithmetische Ausdrücke. Dabei bedeutet
* Multiplikation, / Division und ↑ Exponentiation.

Eine arithmetische Anweisung hat die Gestalt $v = a$,
wobei v eine Variable und a ein arithmetischer Ausdruck ist: der Wert von a wird berechnet und auf dem
Speicherplatz, der v zugeordnet ist, abgespeichert.

Aus dem Beispiel des Abschnittes 1 wird deutlich,
daß eine arithmetische Anweisung nicht notwendiger-
weise eine mathematische Gleichung sein muß: die
Anweisung ".. $Z = Z+1$" bewirkt, daß der bisherige
Wert von Z um 1 erhöht wird und das Resultat wieder
auf dem Z zugeordneten Speicherplatz abgespeichert
wird.

Die Berechnung arithmetischer Ausdrücke und arithmetischer Anweisungen erfolgt in der Reihenfolge,
die durch die Operationszeichen festgelegt ist. Es
werden zunächst die Exponentiationen ausgeführt,
dann die Vorzeichenoperationen (dies betrifft Vorzeichen, die zu Beginn eines arithmetischen Ausdrucks oder unmittelbar nach einer linken Klammer
stehen), danach die Multiplikationen und die
Divisionen und zuletzt die Additionen und die
Subtraktionen. Eine Abweichung von dieser Reihenfolge kann man mit der Setzung von Klammern erreichen, wie auch aus der elementaren Algebra be-
kannt ist.

Sei a ein arithmetischer Ausdruck und v eine (indizierte oder nicht - indizierte) Variable und n
eine Zeilennummer. Dann ist die folgende Anweisung
eine arithmetische Anweisung:

$$n \text{ LET } v = a$$

Bei vielen Maschinen kann das Schlüsselwort LET
weggelassen werden, so daß die Anweisung die Gestalt 'n v = a' hat.

Beispiele zu den Abschnitten 4 und 5:

15 LET A7=5

15 LET AØ=SGN(E1)*INT(E2+Ø.5)

187 LET ZØ=(A9+B)↑C4

234 LET X9=-2*INT(ZØ)

319 LET W=TAN(A)*SQR(W1)+R2

111 LET T4=SGN(Q)*COS(Q/Q1)

Übungsaufgaben

Es sollen die folgenden Ausdrücke in BASIC über-
setzt werden:

1. $(a+b)(c+d)$

2. $\dfrac{a}{b+c}$

3. $\dfrac{(a-b)^2}{a+b}$

4. $\dfrac{|x|\sqrt{n}}{s}$

5. $c^7+(2(c+d))^2$

6. Die STOP- und die END-Anweisung

Das Ende eines BASIC - Programms wird durch die
STOP- oder die END - Anweisung angezeigt. Die STOP-
Anweisung kann an einer beliebigen Stelle des Programms stehen, wodurch das Programm, etwa infolge
von Abfragen, an verschiedenen Stellen beendet
werden kann. Die END - Anweisung steht stets als
letzte Anweisung am physikalischen Ende eines Programms.

Sei n eine Zeilennummer. Dann haben die beiden Anweisungen die allgemeine Form

$$n \text{ STOP}$$

$$n \text{ END}$$

7. Die Dimensionierungsanweisung (DIM-Anweisung)

7.1 Indizierungen

In BASIC ist es möglich, die Elemente eines Vektors
mit dem gleichen Namen zu bezeichnen, ebenfalls die
Elemente einer Matrix. Diese Variablennamen sind
dann Namen von indizierten Variablen und bestehen
aus dem Variablennamen und bis zu zwei Festkomma-
ausdrücken, den Indices, die durch ein Komma getrennt und in Klammern gesetzt werden.

Beispiele: A(5), B(6,7), Z(95), F(2+K/N), H(J-L)

Die Gesamtheit aller Variablen mit dem gleichen
Namen bildet ein Feld. Es ist zu beachten, daß
die Indices stets positive Werte annehmen müssen.

7.2 Die DIM-Anweisung

Wenn in einem Programm Felder verwendet werden, so
muß dem Rechner mitgeteilt werden, wie groß diese
Felder sind und welche Variablennamen Namen von
Feldern sind, so daß vor Verwendung einer indizierten Variablen bereits Speicherplätze für diese
bereitgestellt werden können. Dies erreicht man durch
die DIM - Anweisung, die die allgemeine Form

$$n \ \text{DIM} \ f_1(i_1), f_2(i_2), \ \ldots \ , f_k(i_k)$$

hat. Dabei sind die f_j (j=1,2,...,k) Namen von
Feldern. Jede der sogenannten Felderklärungen i_j
besteht aus einer oder zwei Festkommakonstanten,
die, durch ein Komma getrennt, in Klammern hinter
dem Variablennamen aufgeführt werden. n ist wieder
eine Zeilennummer.

Beispiel: n DIM A(1Ø,5),B(15)

Dies bedeutet, daß A ein zweidimensionales Zahlenfeld ist, dessen erster Index die Werte 1,2,...,1Ø
und dessen zweiter Index die Werte 1,2,...,5 annehmen kann. Das Feld A enthält also 1Ø·5=5Ø Variablen. Das Feld B dagegen ist ein eindimensionales Zahlenfeld, dessen Index die Werte 1,2,...,15
annehmen darf; das Feld B besteht aus 15 Elementen.

Die Felderklärung für Hollerith - Variablen erfolgt
in der Regel in entsprechender Weise, jedoch dürfen
nur eindimensionale Felder definiert werden.

Abweichend von dieser Konvention wird bei manchen
Maschinen durch die Felderklärung die maximale Anzahl der Zeichen, die auf der Hollerith - Variablen
gespeichert werden sollen, angegeben, so daß eine
echte Indizierung im obigen Sinne nicht möglich ist.
Hollerith - Variablen, die nicht in einer DIM - Anweisung aufgeführt werden, dürfen dann nur mit einem
Zeichen belegt werden. Dies ist den Handbüchern der
entsprechenden Maschinen zu entnehmen.

8. Die Kommentarzeile (REM-Anweisung)

Die REM - Anweisung (REM = (engl.) remark = Bemerkung)
hat die allgemeine Form

$$n \text{ REM Text}$$

Dabei ist n die Zeilennummer der Anweisung und
'Text' ein beliebiger alphanumerischer Text, der
auch Sonderzeichen enthalten darf. Man kann die REM-
Anweisung benutzen, um Kommentare in ein BASIC - Programm einzustreuen, so daß die Auflistung des Pro -
gramms übersichtlicher wird und leichter zu lesen
ist. Die Anweisung darf an jeder beliebigen Stelle
des BASIC - Programms stehen und hat keinen Einfluß
auf den Rechenablauf. Bei manchen Maschinentypen ist
zu beachten, daß man nicht von einer GOTO - Anweisung
(vgl. Abschnitt 11.1) oder von einer IF - THEN - Anweisung (vgl. Abschnitt 11.3) zu einer Kommentarzeile
springen darf.

Beispiele hierzu finden sich in dem Programm des
1. Abschnitts und reichlich in den Programmen des
III. Kapitels.

9. Druckanweisungen

Es gibt in BASIC im wesentlichen zwei verschiedene
Arten von Ausgabeanweisungen. Die erste Möglichkeit
erfordert keine Angaben darüber, wie die Daten ausgedruckt werden sollen; die Form des Ausdrucks ist
fest vorgegeben (9.1). Die zweite Möglichkeit, die
nicht Bestandteil aller BASIC - Versionen ist, ist
in zwei Alternativen gegliedert, die je nach Art
des Rechenautomaten verwendet werden. Die erste Al-
ternative benutzt eine "Maske", die die Aufteilung
des Ausdrucks bestimmt (9.2), die zweite Alterna-
tive benutzt in Anlehnung an die entsprechenden
FORTRAN - Anweisungen eine WRITE- und eine FORMAT-
Anweisung (9.3).

9.1 Die PRINT-Anweisung

Die PRINT - Anweisung hat die allgemeine Form

$$n \text{ PRINT Liste}$$

wobei n eine Zeilennummer ist. Die Liste kann sich
aus durch Kommata oder Semikola getrennten arithmetischen Ausdrücken, Hollerith - Konstanten und
-Variablen zusammensetzen. Die Liste darf auch leer
sein; die PRINT - Anweisung bewirkt dann eine Zeile
Papiervorschub (es wird eine Leerzeile "gedruckt").

Das Ausdruckpapier ist in 5 Blöcke zu je 15 Druck-
stellen unterteilt. Wenn nun in einer Liste mehrere
durch Kommata getrennte Ausdrücke stehen, so wird
der erste Ausdruck in den ersten Block gedruckt,
der zweite Ausdruck in den zweiten Block etc. Es
können bis zu 5 Daten in eine Zeile gedruckt werden.
Enthält eine Liste mehr als 5 Elemente, so wird die

Ausgabe der Daten im ersten Block der folgenden
Zeile fortgesetzt, bis die Liste abgearbeitet ist.

Werden zwei Elemente einer Liste durch ein Semi -
kolon getrennt, so wird (unter Berücksichtigung des
Vorzeichens) unmittelbar nach dem Wert des ersten
Elements der des zweiten Elements ausgedruckt.
Bei manchen BASIC - Versionen bewirkt das Semikolon,
daß statt der 15-stelligen Blöcke 3-(oder 6-) stellige Blöcke verwendet werden. Einer auszudruckenden
Zahl werden dann in Abhängigkeit von ihrer Größe
ein oder mehrere Blöcke zugeteilt. Diese Details sind
dem Handbuch der jeweiligen Maschine zu entnehmen.

Beispiel: Die Anweisung '45 PRINT "A =";A1' bewirkt
den Ausdruck (es sei hier A1 = 18.179):

Spalte:	1	2	3	4	5	6	7	8	9	10	.....
Ausdruck:	A		=		1	8	.	1	7	9	.....

Steht das Komma bzw. Semikolon an letzter Stelle einer Liste, so wird die nächste PRINT - Anweisung im
nächsten Block bzw. ab der nächsten Stelle ausgeführt.

9.2 Ausgabe von Daten durch die PRINTUSING -
Anweisung und eine Maske

9.2.1 Die PRINTUSING-Anweisung

Diese Anweisung hat die allgemeine Form

$$n_1 \text{ PRINTUSING } n_2, \text{ Liste}$$

n_1 ist die Zeilennummer der Anweisung, 'Liste' ist
die Liste der arithmetischen Ausdrücke, Hollerith-

Konstanten und -Variablen, n_2 ist eine weitere
Zeilennummer. In der durch n_2 bestimmten Zeile
wird die "Maske" des Druckformates beschrieben.

9.2.2 Die Maske

Für die Zeilenmaske gilt die Codierung " # " für
eine Ziffernstelle und " ↑ " für eine Exponenten-
stelle. " ' " gilt als Codierung für eine ein-
stellige alphanumerische Konstante oder Variable,
" " bedeuten erste und letzte Stelle einer mehr-
stelligen alphanumerischen Konstanten oder Variablen.

Beispiele:

##	Einstellige ganze Zahl.
7	Es muß stets eine Stelle
-3	für das Vorzeichen be-
9	rücksichtigt werden.
####.#	Gleitkommazahl ohne Expo-
128.3	nent; 3 Stellen vor dem
1ØØ.9	Dezimalpunkt, 1 Stelle
-999.9	nach dem Dezimalpunkt.
##.#↑↑↑↑	Gleitkommazahl mit Expo-
1.ØE-15	nent; die vier Pfeile ent-
-Ø.7E+Ø3	sprechen dem "E" und einer
9.2E+ØØ	zweistelligen Festkomma-
-4.3E-98	zahl mit Vorzeichen.

1Ø PRINTUSING 2Ø,N,"-TER WERT FUER ",AØ," =",K8

2Ø: ###"   " ' " "##.#

ergibt den Ausdruck (sei N=1Ø, AØ="C", K8=1.8):

1	2	3	4	5	6	7	8	9	10	11	12	13	14	15	16	17	18	19	20	21	22	23	24	25
1	Ø	-	T	E	R		W	E	R	T		F	U	E	R		C		=		1	.	8	

Die Maske hat also die allgemeine Form

$$n_2: \text{Liste}$$

wobei n_2 die Zeilennummer aus der PRINTUSING -
Anweisung ist und die Liste sich nach den oben
angegebenen Codierungen zusammensetzt. Die Liste
der PRINTUSING - Anweisung wird in der gegebenen
Reihenfolge in die Maske eingesetzt; das Zeichen
" , " hat keinen Einfluß auf die Abstände zwischen
den Variablenwerten, wie dies bei der PRINT - Anweisung der Fall war. Leerzeichen im Ausdruck können durch Leerzeichen in der Liste bestimmt werden.

9.3 Ausgabe von Daten durch die WRITE-Anweisung und die FORMAT-Anweisung

9.3.1 Die WRITE-Anweisung

Die WRITE - Anweisung hat die allgemeine Form

$$n_1 \; \text{WRITE}(n_2, n_3) \; \text{Liste}$$

n_1 ist die Anweisungsnummer, n_2 ist die logische
Nummer eines Ausgabegerätes, über die das Gerät (z.B.
der Drucker) anzusprechen ist, und n_3 die Zeilennummer

einer FORMAT - Anweisung (vgl. Abschnitt 9.3.2). Die
Liste besteht aus durch Kommata getrennten arithmetischen Ausdrücken, Hollerith - Konstanten und
-Variablen. Durch die Liste ist festgelegt, welche
Daten in welcher Reihenfolge ausgegeben werden sollen. Steht am Ende der Liste einer WRITE - Anweisung
ein Semikolon, so wird der Zeilenvorschub vor der
nächsten WRITE- oder PRINT - Anweisung unterdrückt.

Bemerkung

Wenn man n_3 durch das Sonderzeichen * ersetzt, so
ist die Anweisung 'n_1 WRITE(n_2,*) Liste' äquivalent
zu 'n_1 PRINT Liste'.

9.3.2 Die FORMAT-Anweisung

Diese Anweisung hat die allgemeine Form

$$n \text{ FORMAT } s_1, s_2, \ldots, s_k$$

wobei n eine Zeilennummer ist und die s_i (i=1,...,k)
FORMAT - Spezifikationen sind. In BASIC gibt es die
Spezifikationen Ff.d, Ef.d, fX, / und " ", die wie
folgt erklärt sind.

9.3.2.1 Die Ff.d-Spezifikation

Ff.d dient zur Ausgabe von Gleitkomma- und Festkomma-
zahlen. Die Zahl darf insgesamt höchstens f Stellen
umfassen. Dabei stehen d Stellen hinter dem Dezimalpunkt und maximal f-d-2 Stellen vor dem Dezimalpunkt,

da dieser ebenfalls eine Stelle in Anspruch nimmt
und außerdem eine Stelle für das Vorzeichen reser-
viert werden muß.

Beispiel: Die Zahl -12.89 mit der Vereinbarung F9.2:

Spalte:	1	2	3	4	5	6	7	8	9	...
Zahl:				-	1	2	.	8	9	...

9.3.2.2 Die Ef.d-Spezifikation

Ef.d dient zur Ausgabe von Gleitkomma- und Festkomma-
zahlen mit Exponenten. f gibt die Anzahl der Stellen
der Zahl mit Exponenten an, d ist die Anzahl der
Nachkommastellen der auszudruckenden Zahl und f-d-6
ist die Anzahl der Vorkommastellen (vgl. 9.3.2.1;
der Exponent ist vierstellig).

Beispiel: Die Zahl 1.Ø24E-18 mit E1Ø.3:

Spalte:	1	2	3	4	5	6	7	8	9	1Ø	...
Zahl:		1	.	Ø	2	4	E	-	1	8	...

9.3.2.3 Die fX-Spezifikation

Diese Spezifikation bewirkt, daß f Leerstellen gedruckt werden.

9.3.2.4 Die / -Spezifikation

Der Schrägstrich ("slash") bewirkt, daß die Druck-
operation, die der dem Schrägstrich folgenden Spezifikation zugeordnet ist, in der nächsten Zeile aus-

geführt wird. Steht der Schrägstrich am Ende der
FORMAT - Liste, so wird eine Leerzeile "gedruckt".

Beispiel:

Das Programm

1Ø LET A=1Ø

2Ø LET B=5.21

3Ø WRITE(15,4Ø) A,B   (Hier ist 15 die logische
                        Nummer des Druckers.)

4Ø FORMAT F3.Ø,/,F6.2,/

5Ø WRITE (15,6Ø) A

6Ø FORMAT F3.Ø

7Ø END

bewirkt den Ausdruck

Spalte:	1	2	3	4	5	6	...
1. Zeile:		1	Ø				
2. Zeile:			5	.	2	1	
3. Zeile:							
4. Zeile:		1	Ø				

9.3.2.5 Die " " - Spezifikation

Mit Hilfe dieser Spezifikation kann man Hollerith-
Konstanten ausdrucken. Diese Spezifikation darf auch
in die WRITE - Anweisung übernommen werden.

Beispiele

1. Das folgende Programm bewirkt den Ausdruck
HOLL.-KONST. 8

```
15 LET Z9=8

25 WRITE(15,35) Z9

35 FORMAT "HOLL.-KONST.",F2.Ø

45 END
```

2. Gleichwertig zu dem Programm des ersten Beispiels ist das folgende Programm:

```
15 LET Z9=8

25 WRITE(15,35) "HOLL.-KONST.",Z9

35 FORMAT F2.Ø

45 END
```

Hollerith - Variablen werden dem 2. Beispiel entsprechend ausgedruckt.

Beispiel:

Das folgende Programm ergibt den Ausdruck HOLL.-VAR. 13:

```
13 HØ="HOLL.-VAR."

15 LET N=13

17 WRITE(15,19) HØ,N

19 FORMAT F3.Ø

21 END
```

9.3.2.6 Wiederholungsfaktoren

Wenn in einer FORMAT - Anweisung die Spezifikationen s_i, s_{i+1}, ... , s_{i+j-1} $(i,j \geq 1, i+j-1 \leq k)$ übereinstimmen,

so kann man diese Folge von Spezifikationen durch
js_i abkürzen. j heißt Wiederholungsfaktor.

Beispiel:

Die Anweisung '5 FORMAT F2.1,F2.1,/,"AC","AC","AC" '
ist äquivalent zu '5 FORMAT 2F2.1,/,3"AC" '.

Übungsaufgaben

1. Es soll eine PRINT - Anweisung geschrieben werden,
die folgenden Ausdruck bewirkt (sei A = 25):

a) A= 25

b) ERGEBNIS= 25 (FUER ALPHA=K)

2. Welche Masken sind zum Ausdruck folgender Größen
notwendig?

12; 18.3; 2Ø1.23E-99; 123; "MAUS"; 1.2E+1Ø; "BASIC"

3. Welche FORMAT - Spezifikationen sind zum Ausdruck
der folgenden Größen nötig?

12; 12.8; 13.Ø1E-12; 18.3E+18; 23456789; 123.56E-73

4. Es ist in entsprechender Form zu notieren, wel-
chen Ausdruck die folgenden Anweisungen bewirken.
(Es sei F=2Ø.1 und GØ=2Ø.1E+18)

a) 5 PRINTUSING 6,"ERGEBNIS=",F," FUER ALPHA=K"

   6: "   "###.#"   "

b) 1Ø PRINTUSING 2Ø,"GØ=",GØ

   2Ø: " "###.#↑↑↑↑

10. Eingabe von Daten durch die READ-Anweisung

und die DATA-Anweisung

10.1 Die READ-Anweisung

Die READ-Anweisung hat die allgemeine Form

$$n \text{ READ Liste}$$

n ist die Zeilennummer der Anweisung und 'Liste' eine Liste von Variablen, die mit Werten belegt werden sollen. Eine READ-Anweisung bezieht sich stets auf eine oder mehrere DATA-Anweisungen.

10.2 Die DATA-Anweisung

Diese Anweisung hat die allgemeine Form

$$n \text{ DATA Liste}$$

n ist die Zeilennummer und 'Liste' ist eine Anzahl von Fest- und/oder Gleitkommakonstanten mit oder ohne Exponenten, die durch Kommata getrennt sind.

Zum Einlesen von Daten durch READ- und DATA-Anweisungen kann man sich die DATA-Anweisungen nach der Größe der Zeilennummern geordnet vorstellen. Auf das erste Element der ersten Liste (also derjenigen Liste mit der niedrigsten Zeilennummer) sei ein "Zeiger" gerichtet. Es wird nun die erste Variable aus der Liste der ersten READ-Anweisung mit dem Wert belegt, auf den der Zeiger gerichtet

ist; anschließend wird der Zeiger um einen Wert
nach rechts verschoben. Ist eine DATA - Anweisung
abgearbeitet, so wird der Zeiger zum ersten Element der DATA - Anweisung mit der nächsthöheren
Zeilennummer verschoben. Die nächste durch eine
READ - Anweisung einzulesende Variable erhält den
Wert, auf den aktuell der Zeiger gerichtet ist.

Beispiel:

Man erkennt unmittelbar, daß die folgenden Gruppen von DATA - Anweisungen völlig gleichwertig
sind.

1. Gruppe: 10 DATA 1,2,3,4,5,6,7,8,9,0

2. Gruppe: 10 DATA 1,2,3,4
            11 DATA 5,6,7,8,9,0

3. Gruppe: 10 DATA 1
            11 DATA 2,3,4,5,6,7,8,9
            12 DATA 0

Wird eine der folgenden Gruppen von READ - Anweisungen mit einer der obigen Gruppen von DATA - Anweisungen verknüpft, so erhält man stets die Wert-
zuweisungen A1=1, A2=2,..., A9=9, A0=0.

1. Gruppe: 20 READ A1,A2,A3,A4,A5,A6,A7,A8,A9,A0

2. Gruppe: 20 READ A1,A2
            21 READ A3
            22 READ A4,A5,A6,A7,A8
            23 READ A9,A0

3. Gruppe: 20 READ A1
            21 READ A2,A3,A4,A5,A6,A7,A8,A9
            22 READ A0

10.3 Die **RESTORE**-Anweisung

Diese Anweisung kann an jeder beliebigen Stelle des
BASIC – Programms stehen und hat die allgemeine Form

$$n \text{ RESTORE}$$

n ist eine Zeilennummer. Die RESTORE – Anweisung
bewirkt, daß der "Zeiger" auf das erste Element
der ersten DATA – Liste zurückgesetzt wird. Mit
Hilfe dieser Anweisung kann man Daten mehrfach
einlesen.

Beispiel:

Das Programm

```
 5 READ A,B
15 RESTORE
25 READ C
35 RESTORE
45 READ D,E,F
55 PRINT A,B,C,D,E,F
65 DATA 1,2,3
75 END
```

bewirkt den Ausdruck 1 2 1 1 2 3

Manche Maschinen gestatten auch RESTORE – Befehle
der Form

$$n_1 \text{ RESTORE } n_2$$

n_1 und n_2 sind Zeilennummern. Der "Zeiger" wird auf
das erste Element der DATA – Liste mit der Zeilen –
nummer n_2 verschoben.

Übungsaufgabe

Die Zahlen 13.2, 4, 7, 812.34 sollen auf die Variablen A1, A2, A3 und A4 eingelesen werden. Es ist eine READ- und eine DATA - Anweisung zu schreiben.

11. Sprunganweisungen

11.1 Die GOTO - Anweisung

Die GOTO - Anweisung hat die allgemeine Form

$$n_1 \ \text{GOTO} \ n_2$$

n_1 und n_2 sind Zeilennummern. Die Anweisung bewirkt, daß nach der Anweisung mit der Nummer n_1 die Anweisung mit der Zeilennummer n_2 ausgeführt wird.

11.2 Die berechnete GOTO - Anweisung

Die berechnete GOTO - Anweisung, die nicht Bestandteil aller BASIC - Versionen ist, hat die Form

$$n \ \text{GOTO} \ i \ \text{OF} \ n_1, n_2, \ \dots \ , n_k$$

$n, n_1, n_2, \dots, n_k$ sind Zeilennummern, i ist eine Festkommavariable und darf Werte zwischen 1 und k annehmen: $1 \le i \le k$. Die Anweisung bewirkt, daß nach der Anweisung mit der Nummer n die Anweisung mit der Nummer n_i ausgeführt wird.

Beispiel:

```
:
:
3 LET H=3
:
:
9 GOTO H OF 1Ø,34,12Ø,15
:
:
```

In diesem Beispiel wird nach der Anweisung mit der
Zeilennummer 9 die Anweisung mit der Nummer 12Ø ausgeführt, falls der Wert von H zwischen der 3. und der
9. Zeile unverändert bleibt. ("Es findet ein Sprung
zur Anweisung 12Ø statt.")

11.3 Die IF - THEN - Anweisung

Diese Anweisung hat die allgemeine Form

$$n_1 \ \text{IF} \ a_1 \ r \ a_2 \ \text{THEN} \ n_2$$

n_1 und n_2 sind Zeilennummern, a_1 und a_2 sind arithmetische Ausdrücke und r ist ein Relationszeichen.

Als Relationszeichen sind folgende Zeichen zuge-
lassen:

    < : "kleiner als"

    <= : "kleiner oder gleich"

    = : "gleich"

    >= : "größer oder gleich"

    > : "größer als"

    <> : "ungleich" (oft auch: #)

Die IF - THEN - Anweisung bewirkt folgendes: Wenn die
Gleichung oder Ungleichung 'a$_1$ r a$_2$' wahr ist, d.h.
wenn sie erfüllt ist (z.B. ist 1=1 wahr, 1=2 dagegen
falsch), so wird die Ausführung des Programms mit
der Anweisung mit der Nummer n$_2$ fortgesetzt. Ist
die Gleichung oder Ungleichung falsch, so wird als
nächste Anweisung die unmittelbar auf die IF - THEN -
Anweisung folgende Anweisung ausgeführt.

Beispiele

1. Das Programmbeispiel aus Abschnitt 1.

2. Das Programmstück

    1∅ LET A=5

    2∅ IF A>4 THEN 1∅∅

    21 LET B=5
       ⋮

bewirkt einen "Sprung" zur Zeile 1∅∅.

3. Das Programmstück

    1∅ LET A=3
       ⋮

    55 IF A>4 THEN 1∅∅

    56 LET B=5
       ⋮

bewirkt, daß das Programm mit Zeile 56 fortgesetzt
wird (und B gleich 5 gesetzt wird).

Zu den IF - THEN - Anweisungen vgl. auch den folgenden
Abschnitt 11.4.

11.4 Rundungsfehler

Am Ende des Abschnittes 1.1 des I. Kapitels kommt
zum Ausdruck, daß alle Zahlen nur mit endlicher Genauigkeit dargestellt werden können. Diese Rechen-
genauigkeit ist vom Maschinentyp abhängig und kann
in den Handbüchern der entsprechenden Maschinen
nachgeschlagen werden.

Bei dem folgenden Programm wird man erwarten, daß
ein Sprung zur Anweisung mit der Nummer 7Ø statt-
findet, da die Variablen X und Y offensichtlich
mathematisch gleich sind.

```
1Ø LET X=1/3
2Ø LET X=1Ø*X-3
3Ø LET Y=1/3
4Ø IF X=Y THEN 7Ø
5Ø PRINT "FALSCH"
6Ø STOP
7Ø PRINT "RICHTIG"
8Ø END
```

Tatsächlich wird aber bereits bei der Ausführung der
ersten Anweisung ein "Fehler" begangen. Angenommen,
bei der verwendeten Rechenanlage besteht eine Gleitkommazahl aus 9 Ziffern (9 "wesentliche" Ziffern,
Nullen vor und nach diesen Ziffern werden nicht berücksichtigt). Aufgrund der endlichen Rechengenauig-
keit wird auf X nicht der exakte Wert von 1/3 gespeichert, sondern der gerundete Wert Ø.333333333
mit 9 Stellen hinter dem Dezimalpunkt, da Gleitkomma-

zahlen in diesem Beispiel nur aus 9 wesentlichen
Ziffern bestehen. In Zeile 2∅ wird dieser Wert zunächst mit 1∅ multipliziert, so daß man die Zahl
3.33333333 mit 8 Stellen hinter dem Dezimalpunkt
(und wieder mit 9 wesentlichen Ziffern) erhält.
Die 9. Stelle hinter dem Dezimalpunkt muß man sich
durch eine Null belegt vorstellen. Nach der Sub-
traktion von 3 ergibt sich also (wieder mit 9 wesentlichen Ziffern) die Zahl ∅.33333333(∅), die
sich wegen der Rundungsfehler von dem Wert von 1/3
durch ∅.∅∅∅∅∅∅∅∅3 unterscheidet. Dies bedeutet,
daß das Programm nicht mit der Anweisung mit der
Nummer 7∅ fortgesetzt wird, wie man erwartet hätte,
sondern mit der Anweisung, die der IF - THEN - Anweisung folgt. Man muß also bei der Programmierung
stets bedenken, mit welchem Fehler eine Rechnung
bei vorgegebener Genauigkeit behaftet ist und dies
entsprechend berücksichtigen. In dem obigen Beispiel müßte man deshalb die Anweisung mit der Nummer
4∅ etwa durch '4∅ IF ABS(X-Y)<1∅↑(-8) THEN 7∅' ersetzen, um den gewünschten Effekt zu erzielen.

Bemerkung

Ohne die obigen Überlegungen ist es möglich, daß
z.B. eine Schleife (vgl. Abschnitt 12) "beliebig
oft" durchlaufen wird, bis das Programm durch das
Betriebssystem oder durch den Operateur abgebrochen
wird. Insbesondere bei Programmschleifen ist zu beachten, daß sich der Rundungsfehler nach einigen
Durchgängen stark vergrößern kann, was aber in
vielen Fällen durch geschicktere Programmierung zu
verhindern ist. Häufig wird dies bereits durch eine
veränderte Abfolge der Rechenoperationen erreicht,
wie folgendes Beispiel zeigt (vgl. hierzu auch Abschnitt 5):

Es ist $3 * (2.5 / 0.75) = 3 * 3.33333333 = 9.99999999,$
aber $(3 * 2.5) / 0.75 = 7.5 / 0.75 = 10.0000000.$

Übungsaufgaben

1. Im Laufe einer Rechnung wird der Variablen V8
der Wert 12.813 zugewiesen. Es folgen die Anweisungen
```
335 IF V8>= 0 THEN 375
340 LET C3=V8
375 LET G1=INT(X)
```
Mit welcher Anweisung wird das Programm nach Zeile 335
fortgesetzt?

2. Während der Durchführung eines Programms wurden
den Variablen X und Y Werte zugewiesen. Wenn nun X
größer ist als Y, soll Z gleich X gesetzt werden,
sonst gleich Y. Anschließend soll auf dem Speicherplatz, der Z zugeordnet ist, $\sqrt{Z}$ gespeichert und das
Programm fortgesetzt werden. Es ist ein entsprechender Programmabschnitt zu schreiben.

3. Den Variablen V1 und V2 seien bereits Werte zugewiesen. Wenn die Variablen V1 und V2 beide gleich
Null sind, soll G9 gleich 1 gesetzt werden, sonst
gleich 0. Es ist wieder ein Programmabschnitt zu
schreiben.

4. Welcher Wert wird der Variablen F zugeordnet?
```
220 LET A=3
     .
     .
300 IF A < 3 THEN 400
301 IF A > 3 THEN 500
315 LET F=A/3
     .
400 LET F=6+A/3
     .
500 LET F=9+A/6
     .
```

12. Die FOR-NEXT-Schleife

Im ersten Abschnitt wurde ein BASIC-Programm zur
Berechnung der Summe der natürlichen Zahlen von 1
bis 1ØØ angegeben. Dieses Programm läßt sich durch
die FOR-Anweisung und die NEXT-Anweisung verein-
fachen. Die beiden Anweisungen erlauben es, sogenannte Schleifen (das sind Programmabschnitte, die
mehrmals durchlaufen werden), kürzer und übersichtlicher zu programmieren.

Die FOR-Anweisung hat die allgemeine Form

$$n \ \text{FOR} \ i=a_1 \ \text{TO} \ a_2 \ \text{STEP} \ a_3$$

n ist die Anweisungsnummer, i ist eine nicht-indi-
zierte Variable und a_1, a_2 und a_3 sind arithmetische
Ausdrücke. a_3 heißt Schrittweite und ist stets un-
gleich Null. Wenn $a_3=1$ ist, kann der letzte Teil
'STEP a_3' der FOR-Anweisung weggelassen werden. Die
Funktion der arithmetischen Ausdrücke in dieser Anweisung wird weiter unten erklärt.

Der Wiederholungsbereich der FOR-NEXT-Schleife
wird durch eine Anweisung der Form

$$m \ \text{NEXT} \ i$$

begrenzt. Dabei muß die Variable i mit der Variablen
der zugeordneten FOR-Anweisung übereinstimmen. m
ist eine Zeilennummer, die stets größer ist als die
Zeilennummer der FOR-Anweisung.

Der Wiederholungsbereich (das ist der Bereich zwischen der FOR-Anweisung und der NEXT-Anweisung)
wird zunächst für $i=a_1$ ausgeführt, dann für $i=a_1+a_3$,

dann für $i = a_1 + a_3 + a_3 = a_1 + 2 \cdot a_3$ etc., bis der Wert von i außerhalb des Bereiches liegt, der durch a_1 und a_2 bestimmt ist.

Auch hier sind wieder mögliche Rundungsfehler zu beachten. Eine Schleife, die etwa die Form

```
n FOR I=1Ø TO 12 STEP 2/3
  :
m NEXT I
```

hat, wird nur für I=1Ø, für I=1Ø.66···67 und für I=11.33···34 ausgeführt, nicht aber für I=12, da 11.33···34 + Ø.66···67 = 12.ØØ···Ø1 ist und dieser Wert außerhalb des Bereiches liegt, der durch a_1=1Ø und a_2 = 12 festgelegt ist. Es ist in solchen Fällen sinnvoll, a_2 um einen Bruchteil von a_3 zu vergrößern, z.B. um $a_3/2$, um die vollständige Abarbeitung der Schleife zu gewährleisten. Ähnliches ist zu beachten, wenn z.B. a_1 groß und a_3 klein ist, so daß wegen der Rundungsfehler etwa $a_1 + a_3 = a_1$ bzw. $a_1 + k \cdot a_3 = a_1$ sein kann.

Beispiel:

Berechnung der Summe der natürlichen Zahlen von 1 bis 1ØØ (vgl. Abschnitt 1):

```
3Ø LET S=Ø
6Ø FOR Z=1 TO 1ØØ STEP 1
9Ø LET S=S+Z
94 NEXT Z
96 PRINT "SUMME =";S
98 END
```

Regeln für die Verwendung von FOR-NEXT-Schleifen

1. Man darf nicht von außen in den Wiederholungsbereich einer FOR - NEXT - Schleife hineinspringen.
Die einzige Ausnahme von dieser Regel ist 3.

2. Es dürfen mehrere Schleifen ineinandergeschach-
telt werden, die sich aber nicht überschneiden dürfen.

3. Nach einem Sprung aus einer Schleife heraus ist
der Rücksprung gestattet.

4. Die Schleifenvariable i und die arithmetischen
Ausdrücke a_1, a_2 und a_3 dürfen im Schleifeninnern
geändert werden. Die Wirkungsweise solcher Änder-
ungen ist von der benutzten Rechenanlage abhängig.

Beispiele

ad 2:

```
        .
        .
   1 FOR J=1 TO 20 STEP 2
     2 FOR K=A TO B
        .
        .
      56 FOR T=10 TO 0 STEP -K/2
        .
        .
      99 NEXT T
        .
        .
     125 NEXT K
        .
        .
   199 NEXT J
        .
        .
```

Diese Schachtelung ist erlaubt, da sich die Schleifen
nicht überschneiden.

```
       ⋮
 ┌   12 FOR I=W5 TO K
 │      ⋮
 │ ┌ 25 FOR H=1 TO 11 STEP 3
 │ │┌26 FOR L1=L TO R STEP (R-L)/8
 │ ││   ⋮
 │ │└ 66 NEXT H
 │ │    ⋮
 └ │ 78 NEXT I
   │    ⋮
   └99 NEXT L1
       ⋮
```

Diese Schachtelung ist nicht erlaubt, da sich alle
drei Schleifen gegenseitig überschneiden.

<u>ad 3:</u>

```
         ⋮
    111 LET T=1
 ┌ 112 FOR J=1 TO A/2 STEP A/B
 │       ⋮
 │  238 GOTO 1120
 │  240 LET Z=N+9
 │       ⋮
 └ 300 NEXT J
         ⋮
   1120 LET G5=J/N
         ⋮
   1145 IF T=1 THEN 240
   1146 GOTO 3221
         ⋮
```

Der Sprung nach Zeile 240 ist erlaubt.

<u>ad 4:</u>

Der Ausdruck des Programms

11 LET A3=1

12 LET A2=1Ø

13 FOR I=1 TO A2 STEP A3

14 LET I=I+1

15 LET A3=2+A3

16 PRINT I

17 NEXT I

18 STOP

19 END

ist von der benutzten Rechenanlage abhängig.

In vielen Programmen werden innerhalb einer Schleife
Variablen verwendet, die zwar im Laufe des Programms
berechnet wurden, sich aber innerhalb der Schleife
nicht ändern. Zur Verkleinerung der Rechenzeit ist
es sinnvoll, diese Variablen vor dem Anfang der
Schleife zu berechnen.

Beispiel:

Anstelle von

    :
1Ø FOR I=1 TO N
2Ø LET K(I)=SIN(X+Y-M/2+I*Ø.Ø1)
3Ø NEXT I
    :

würde man zweckmäßig schreiben

    :
 9 LET R=X+Y-M/2
1Ø FOR I=1 TO N
2Ø LET K(I)=SIN(R+I*Ø.Ø1)
3Ø NEXT I
    :

Übungsaufgaben

1. Es soll ein Programm geschrieben werden, das unter Verwendung einer FOR - NEXT - Schleife für $X = \emptyset$, $\emptyset.1$, $\emptyset.2,\ldots,1.\emptyset$ die Werte X, $\sqrt{X}$, X^2 berechnet und ausdruckt.

2. Es soll ein Programm geschrieben werden, das alle erforderlichen Anweisungen zur Berechnung von n! (es ist n! = n Fakultät = 1·2·3· ... ·n) enthält.

3. Von der Zahl 15$\emptyset\emptyset$ sind die Zahlen 1,2,3,...,25 zu subtrahieren. Das Ergebnis ist auszudrucken.

4. In einer DATA - Anweisung stehen 35 Zahlen, die auf ein eindimensionales Zahlenfeld eingelesen werden sollen. Anschließend soll die Summe der Quadrate dieser Zahlen gebildet und ausgedruckt werden. Es soll ein Programm geschrieben werden, das alle erforderlichen Anweisungen enthält.

13. Die arithmetische Anweisungsfunktion

Die Definition der arithmetischen Anweisungsfunktion erfolgt durch die DEF - Anweisung (DEF = engl. define = definieren). Diese Anweisung hat die Form

$$n \; DEF \; FNb(x)=a$$

n ist die Zeilennummer, b ein Alphabetszeichen, x eine nicht - indizierte Variable (das formale Argument) und a ein arithmetischer Ausdruck, der die zu definierende Funktion nicht enthalten darf.

Die Funktion FNb wird aufgerufen, indem der Name
der Funktion, gefolgt von dem tatsächlichen Argument, in einem arithmetischen Ausdruck aufgeführt
wird. Mit Hilfe der DEF - Anweisung kann man zusätz-
lich zu den eingebauten Funktionen weitere eigene
Funktionen definieren (vgl. auch Abschnitt 4).

Beispiel:

Die Anweisungsfolge

```
1Ø DEF FNF(X)=X↑2+1
2Ø LET X=2
3Ø PRINT "FNF(";X;") =";FNF(X)
4Ø LET A=5+FNF(X)
5Ø PRINT "A =";A
6Ø END
```

ergibt folgenden Ausdruck:

1. Zeile: FNF(2) = 5

2. Zeile: A = 1Ø

Bemerkung

Ersetzt man Zeile 1Ø durch '1Ø DEF FNF(Z)=Z↑2+1',
so ändert sich nichts am Rechenablauf. Es liegt
lediglich eine andere Darstellung der gleichen
Funktion vor. Man nennt das Argument der Funktion
FNb in der DEF - Anweisung deshalb auch formales
Argument.

Übungsaufgabe

Es ist eine arithmetische Anweisungsfunktion zu
schreiben, die die Funktion $f(x) = x^4 + 3 \cdot x^2 + 1$
berechnet.

14. Unterprogramme

14.1 Die GOSUB - Anweisung

Die GOSUB - Anweisung hat die allgemeine Form

$$n_1 \ \text{GOSUB} \ n_2$$

n_1 und n_2 sind Zeilennummern. Die GOSUB - Anweisung
(GOSUB = engl. GO to SUBroutine = in ein Unterprogramm
gehen) bewirkt einen Sprung von Zeile n_1 zur Zeile
n_2, die die erste Anweisung eines Unterprogramms
ist. Besondere Angaben zur Datenübergabe sind nicht
notwendig, da BASIC - Unterprogramme keine abge-
schlossenen Programmeinheiten darstellen: wird eine
Variable in einer beliebigen Programmeinheit definiert, so ist diese Variable auch in allen anderen
Programmeinheiten definiert.

Die GOSUB - Anweisung nennt man auch einen Unterpro-
grammaufruf. Unterprogramme dürfen auch von anderen
Unterprogrammen aus aufgerufen werden; natürlich
darf sich ein Unterprogramm nicht selbst aufrufen.
Vor jedem Unterprogramm sollte eine STOP - Anweisung
stehen, um das Unterprogramm gegen den vorhergehen-
den Programmabschnitt "abzuschließen".

14.2 Die RETURN-Anweisung

Diese Anweisung hat die Form

n RETURN

und ist stets die letzte Anweisung eines Unterprogramms. Die RETURN-Anweisung bewirkt, daß ein Rücksprung in die rufende Programmeinheit erfolgt. Die Programmausführung wird mit derjenigen Anweisung fortgesetzt, die der GOSUB-Anweisung folgt, von der aus das Unterprogramm aufgerufen wurde.

Durch die GOSUB-Anweisung und die RETURN-Anweisung vermeidet man in einem BASIC-Programm häufige Wiederholungen der gleichen Anweisungsfolgen. Dies wäre etwa durch zwei GOTO-Anweisungen nicht zu erreichen, da zwar durch den ersten GOTO-Befehl (anstelle von GOSUB) an den Anfang des Unterprogramms gesprungen würde, der zweite GOTO-Befehl (anstelle von RETURN) aber nur an genau eine Stelle des Programms verweisen könnte. Durch die RETURN-Anweisung erreicht man, daß an jede beliebige Stelle, von der aus das Unterprogramm aufgerufen wurde, zurückgesprungen werden kann.

Beispiel:

In dem folgenden Programm findet von Zeile 3Ø aus ein Sprung in das Unterprogramm statt, das mit Zeile 1ØØØ beginnt. Es wird dort die Summe der natürlichen Zahlen von 3Ø bis 183 berechnet und auf S gespeichert (vgl. auch das Beispiel aus Ab-

schnitt 1 und das erste Beispiel aus Abschnitt 12).
Nach dem Rücksprung nach Zeile 4Ø steht S für die
weitere Rechnung zur Verfügung. In Zeile 11Ø wird
das Unterprogramm erneut aufgerufen, um die Summe
der natürlichen Zahlen von 1 bis 1ØØ zu berechnen.
Der Rücksprung findet jetzt nach Zeile 115 statt,
da das Unterprogramm in Zeile 11Ø zuletzt aufgerufen wurde.

```
 1Ø LET I1=3Ø
 2Ø LET I2=183
 3Ø GOSUB 1ØØØ
 4Ø LET A=S/2
      :
      :
1ØØ LET I1=1
1Ø5 LET I2=1ØØ
11Ø GOSUB 1ØØØ
115 LET A=S/2
      :
      :
999 STOP
1ØØØ LET S=Ø
1Ø1Ø FOR K=I1 TO I2
1Ø2Ø LET S=S+K
1Ø3Ø NEXT K
1Ø4Ø RETURN
1Ø5Ø END
```

15. Lösungen der Übungsaufgaben

2. Abschnitt

Festkommakonstanten: 1234, 123

Gleitkommakonstanten: 1.9, 3.4E-95, .8Ø1, -28.3E-1Ø

Hollerith - Konstanten: "GAMMA", "===="

Nicht zulässig: THEO (richtig: "THEO"), 12436587Ø9789
(zu lang), -1.ØE+1Ø11 (Exponent ist zu groß)

3. Abschnitt

1. Aufgabe:
Die Namen F, H9, TØ, A, AØ, B7, F9 und FØ sind zu-
lässige Variablennamen.

2. Aufgabe:
Namen von nicht - indizierten Variablen: F, H9, A,
AØ, B7, F9, TØ, FØ
Namen von indizierten Variablen: F, A, TØ, FØ
Namen von Hollerith - Variablen: TØ, FØ

5. Abschnitt

1. Aufgabe: (A+B)*(C+D)

2. Aufgabe: A/(B+C)

3. Aufgabe: (A-B)↑2/(A+B)

4. Aufgabe: ABS(X)*SQR(N)/S

5. Aufgabe: C↑7+(2*(C+D))↑2

9. Abschnitt

1. Aufgabe a: 1Ø PRINT "A=";A

1. Aufgabe b: 1Ø PRINT "ERGEBNIS=";A;" (FUER ALPHA=K)"

2. Aufgabe: ###, ###.#, ####.##↑↑↑↑, ####, "   ",
            ##.#↑↑↑↑↑, "   "

3. Aufgabe: F3.Ø, F5.1, E1Ø.2, E9.1, F9.Ø, E11.2

4. Aufgabe a: ERGEBNIS= 2Ø.1 FUER ALPHA=K

4. Aufgabe b: GØ= 2Ø.1E+18

10. Abschnitt

1Ø READ A1,A2,A3,A4
2Ø DATA 13.2,4,7,812.34

11. Abschnitt

1. Aufgabe: Das Programm wird mit der Anweisung mit
            der Nummer 375 fortgesetzt.

2. Aufgabe:
```
            .
            .
            .
            1Ø IF X > Y THEN 4Ø
            2Ø LET Z=Y
            3Ø GOTO 5Ø
            4Ø LET Z=X
            5Ø LET Z=SQR(Z)
            .
            .
            .
```

3. Aufgabe:

```
         :
         :
 1Ø IF V1≠Ø THEN 5Ø
 2Ø IF V2≠Ø THEN 5Ø
 3Ø LET G9=1
 4Ø GOTO 6Ø
 5Ø LET G9=Ø
 6Ø Fortsetzung des Programms
```

4. Aufgabe: $F = A/3 = 3/3 = 1$

12. Abschnitt

1. Aufgabe:

```
  1 FOR X=Ø TO 1 STEP Ø.1
 1Ø LET W=SQR(X)
 11 LET Q=X↑2
 25 PRINT X,W,Q
 3Ø NEXT X
 88 END
```

2. Aufgabe:

```
 15 LET N=1Ø  (z.B.)
 25 LET F=1
 35 FOR I=2 TO N
 45 LET F=F*I
 55 NEXT I
 65 PRINT "N-FAKULTAET =";F
 75 END
```

3. Aufgabe:

```
100 LET K=1500
110 FOR I=1 TO 25 STEP 1
120 LET K=K-I
130 NEXT I
140 PRINT K
150 END
```

4. Aufgabe:

```
5 DIM X(35)
10 FOR J=1 TO 35
15 READ X(J)
20 NEXT J
25 LET S=0
30 FOR J=1 TO 35
35 LET S=S+X(J)↑2
40 NEXT J
45 PRINT "SUMME S =";S
50 DATA ...
55 END
```

13. Abschnitt

```
10 DEF FNF(X)=X↑4 + 3*X↑2 + 1
```

III. Kapitel: BASIC-Programme zur Lösung

statistischer Probleme in der Medizin

0. Ein allgemeiner Überblick

Die Statistik befaßt sich mit der Gewinnung, der
Beschreibung und der Auswertung von empirischen
Daten.

0.1 Die Versuchsplanung

Die statistische Versuchsplanung befaßt sich mit
der Gewinnung von Daten. Bei der Planung von Versuchen ist das Prinzip der Verallgemeinerungsfähig-
keit von Aussagen mit dem Prinzip der Vergleichbar-
keit abzuwägen. Wenn man etwa im Analgesieversuch
(vgl. Abschnitt 3.5) die Wirkungen von zwei Präpa-
raten vergleichen will, so muß man Sorge tragen,
daß sich die Versuche nicht in Hinblick auf die
Zeit, die Wahl der Probanden, die Meßtechnik etc.
unterscheiden, sondern eben nur dadurch, daß verschiedene Präparate verabreicht werden. Dem gegen-
über steht das Prinzip der Verallgemeinerungsfähig-
keit. Wenn man z.B. nur männliche Probanden im Al-
ter von 20 bis 30 Jahren an dem Versuch teilnehmen
läßt, so kann man keine Aussage darüber treffen,
wie weibliche Probanden oder Probanden einer anderen
Altersklasse auf die Präparate reagieren.

Weitere wichtige Prinzipien der Versuchsplanung sind
die Blockbildung und die Randomisierung.

Zur Blockbildung faßt man Untergruppen der Versuchseinheiten (Patienten, Probanden, Tiere) hinsichtlich
bestimmter Eigenschaften zu homogenen Gruppen (den
Blöcken) zusammen, um die Genauigkeit der zu treffen-
den Aussagen zu steigern. Innerhalb der Blöcke gilt
das Prinzip der zufälligen Zuteilung (Randomisierung,
vgl. Abschnitt 4) der Präparate, Behandlungsmethoden
etc. Auf diese Weise kann man mögliche systematische
Fehler ausschalten, die etwa dadurch auftreten können, daß die Merkmalsträger in verschiedenen Zeit-
räumen in den Versuch kommen. Vergleiche hierzu
Linder [16].

0.2 Die deskriptive Statistik

Die deskriptive Statistik beschreibt Versuchsergeb-
nisse anhand von Tabellen, Maßzahlen (vgl. Abschnitt
2), graphischen Darstellungen (vgl. Abschnitt 2.3)
und anderen Methoden.

0.3 Die analytische Statistik

Die analytische Statistik zieht Schlüsse aus einer
Zufallsstichprobe auf die Grundgesamtheit (Population), der die Stichprobe entnommen ist. Hier steht
die Prüfung von Hypothesen im Vordergrund. Mit den
Mitteln der analytischen Statistik wird geprüft, ob
die beobachteten Verhaltensweisen für die Population typisch sind oder ob sie als Zufallsergebnisse
zu werten sind (vgl. Abschnitt 3).

0.4 Voraussetzungen für die Anwendbarkeit

statistischer Verfahren

Die Art der Analyse von beobachteten Daten ist
unter anderem von der Merkmalsskala abhängig, der
die Merkmalsausprägungen entnommen sind. Man unterscheidet zunächst stetige und diskrete Merkmalsskalen.

Eine Merkmalsskala heißt diskret, wenn das Merkmal
nur diskrete Werte annehmen kann, und stetig, wenn
das Merkmal zwischen je zwei beliebig benachbarten
Werten auf der Skala jeden Zwischenwert annehmen
kann. Eine diskrete Merkmalsskala findet sich z.B.
in Abschnitt 3.2, eine stetige in Abschnitt 3.6.

Die Merkmalsskalen werden außerdem danach unterschieden, ob sie qualitativ oder quantitativ sind.
Eine Skala mit absoluter Wertbeimessung heißt quantitativ (vgl. die Skalen in den Abschnitten 3.4 und
3.7). Ordinale und nominale Skalen heißen qualitative
Skalen. Eine ordinale Skala liegt vor, wenn die Stufen der Merkmalsskala Rangplätze sind, also nur eine
relative Wertbeimessung beinhalten. (Vgl. die Skala
aus Abschnitt 3.5: keine Schmerzen, leichte Schmerzen
etc.) Bei einer nominalen Merkmalsskala beinhalten
die Stufen überhaupt keine Wertbeimessung, wie z.B.
die Skala "Blutgruppe O, A, B, AB" aus Abschnitt 3.2.

Eine weitere wichtige Voraussetzung für die Anwen-
dung vieler statistischer Testverfahren ist das
Vorliegen einer bestimmten Form der Verteilung der
Meßwerte. So setzt etwa der Einstichproben-t-Test

(vgl. Abschnitt 3.4) eine Gauß - Verteilung
("Normalverteilung") oder mindestens eine ein-
gipfelige und symmetrische Verteilung der Daten
voraus, während der Wilcoxon - Test (vgl. Absch. 3.5)
nur voraussetzt, daß die Verteilungsformen der beiden Populationen gleich (aber sonst beliebig) sind.

Statistische Verfahren, die bestimmte Verteilungen
(z.B. die Gauß - Verteilung) voraussetzen, heißen
parametrische Verfahren, die übrigen nicht - parametrische Verfahren.

In den folgenden Abschnitten werden Programmbeispiele
zu verschiedenen statistischen Verfahren angegeben.
Zu allen Beispielen ist die statistische Problematik,
insbesondere die der Voraussetzungen der Verfahren,
kurz umrissen. Ausführliche Erläuterungen finden sich
in der angegebenen Literatur. Die zum Verständnis der
Programme notwendigen Bemerkungen sind mit Hilfe von
Kommentarzeilen in die Programme eingefügt.

1. Berechnung von Wahrscheinlichkeiten

1.1 Die Binomialverteilung

Es wird ein Merkmal betrachtet, das zwei verschiedene Ausprägungen, A und $\bar{A}$ (Komplement von A), besitzt. Eine zufällige Variable nehme die Realisation A mit der Wahrscheinlichkeit p und die Realisation $\bar{A}$ mit der komplementären Wahrscheinlichkeit 1-p an.

Die Wahrscheinlichkeit $P_n(k)$, daß unter n voneinander unabhängigen Realisationen der Zufallsvariablen genau k-mal das Ereignis A eintritt, ist gegeben durch

$$P_n(k) = \binom{n}{k} p^k (1-p)^{n-k} \quad .$$

Beispiel (vgl. Abt [10]):

Es wird die Aufgliederung der Erstgeborenen nach dem Geschlecht betrachtet. Sei A = männlich und $\bar{A}$ = weiblich; p = 0.51 ist die Wahrscheinlichkeit für eine männliche Erstgeburt.

Es sollen die Wahrscheinlichkeiten berechnet werden, daß von 10 Erstgeburten genau k (k=0,...,10) männlich sind; d.h. es ist

$$P_{10}(k) = \binom{10}{k} (0.51)^k (0.49)^{10-k}$$

für k = 0,1,2,...,10 zu berechnen.

```
10 REM BEISPIEL 1.1: DIE BINOMIALVERTEILUNG
20 REM
21 PRINT "ERGEBNIS"
22 PRINT "========"
23 PRINT
24 REM P = WAHRSCHEINLICHKEIT FUER MAENNL. ERSTGEB.
25 READ P,N
26 DATA 0.51,10
30 REM BERECHNUNG VON N0=N!
40 LET N0=1
50 FOR I=2 TO N
60 LET N0=N0*I
70 NEXT I
80 REM DIE SCHLEIFE AB 90 DIENT DAZU, DER REIHE NACH
81 REM VON K=0 BIS K=N DIE WAHRSCHEINLICHKEIT VON
82 REM GENAU K MAENNLICHEN ERSTGEBURTEN UNTER N ERST-
83 REM GEBURTEN ZU BERECHNEN.
90 FOR K=0 TO N
100 REM WENN K=0 ODER K=N, DANN IST (N UEBER K) = 1
110 IF K=0 THEN 250
120 IF K=N THEN 250
130 REM H7=(N UEBER K); K1=K!; K2=(N-K)!
140 LET K1=1
150 FOR I=2 TO K
160 LET K1=K1*I
170 NEXT I
180 LET K2=1
190 FOR I=2 TO N-K
200 LET K2=K2*I
210 NEXT I
220 LET H7=N0/(K1*K2)
230 REM ZEILE 250 WIRD UEBERSPRUNGEN, DA DORT DIE
231 REM SPEZIALFAELLE K=0 UND K=N BETRACHTET WERDEN.
240 GOTO 270
250 LET H7=1
260 REM P0=P(K)=WAHRSCH. GENAU K MAENNL. ERSTGEB.
270 LET P0=H7*P↑K*(1-P)↑(N-K)
280 REM AUSDRUCK DES ERGEBNISSES:
290 PRINT "WAHRSCHEINLICHKEIT FUER";K;
300 REM P0 WIRD AUF 4 DEZIMALSTELLEN GERUNDET
310 PRINT " MAENNL. ERSTGEBORENE:";INT(P0*10↑4+0.5)/10↑4
320 NEXT K
330 END
```

```
ERGEBNIS
========

WAHRSCHEINLICHKEIT FUER  0 MAENNL. ERSTGEBORENE: 0.0008
WAHRSCHEINLICHKEIT FUER  1 MAENNL. ERSTGEBORENE: 0.0083
WAHRSCHEINLICHKEIT FUER  2 MAENNL. ERSTGEBORENE: 0.0389
WAHRSCHEINLICHKEIT FUER  3 MAENNL. ERSTGEBORENE: 0.1080
WAHRSCHEINLICHKEIT FUER  4 MAENNL. ERSTGEBORENE: 0.1966
WAHRSCHEINLICHKEIT FUER  5 MAENNL. ERSTGEBORENE: 0.2456
WAHRSCHEINLICHKEIT FUER  6 MAENNL. ERSTGEBORENE: 0.2130
WAHRSCHEINLICHKEIT FUER  7 MAENNL. ERSTGEBORENE: 0.1267
WAHRSCHEINLICHKEIT FUER  8 MAENNL. ERSTGEBORENE: 0.0494
WAHRSCHEINLICHKEIT FUER  9 MAENNL. ERSTGEBORENE: 0.0114
WAHRSCHEINLICHKEIT FUER 10 MAENNL. ERSTGEBORENE: 0.0012
```

1.2 Die Poisson-Verteilung

Eine Anwendung der Poisson-Verteilung ist die An-
näherung der Binomialverteilung, wenn nur die Anzahl
der voneinander unabhängigen Realisationen groß und
die Wahrscheinlichkeit, daß die zufällige Variable
die Realisation A annimmt, klein ist. Nach der
Poisson-Verteilung ist die Wahrscheinlichkeit, in
einem definierten Raum- oder Zeitintervall k Realisationen A anzutreffen (mit $k = 0,1,2,...$), gegeben
durch

$$P(k) = \frac{\mu^k \cdot e^{-\mu}}{k!}$$

Dabei ist μ der Erwartungswert der Anzahl der Realisationen im Intervall und e die Basis der natürlichen Logarithmen.

Beispiel

Die Häufigkeit der Hämophilie wird für Europa mit
0.13% angegeben. Es ist die Wahrscheinlichkeit zu
berechnen, daß in einer Stadt mit 10000 männlichen
Einwohnern genau 10 Bluterkranke sind.

In diesem Beispiel ist also $\mu = 0.0013 \cdot 10000 = 13$
und $P(10) = \dfrac{13^{10} \cdot e^{-13}}{10!}$

```
10 REM BEISPIEL 1.2: DIE POISSON-VERTEILUNG
15 REM
20 REM RUNDUNGSFUNKTION FNR(X) AUF 4 DEZIMALSTELLEN
25 REM MIT DER PRINT-ANWEISUNG WERDEN ALLE WESENTLICHEN
30 REM STELLEN EINER ZAHL AUSGEDRUCKT. DER UEBERSICHT-
35 REM LICHKEIT WEGEN IST ES ABER WUENSCHENSWERT, NUR
40 REM EINE BESTIMMTE ANZAHL DEZIMALSTELLEN IM AUSDRUCK
45 REM ZU ERHALTEN. DIES KANN MAN MIT DER ANGEGEBENEN
50 REM 'RUNDUNGSFUNKTION' ERREICHEN. WENN Z.B. DIE ZAHL
55 REM 1.234567 AUF 4 DEZIMALSTELLEN GERUNDET WERDEN
60 REM SOLL, SO MULTIPLIZIERT MAN DIESE ZAHL MIT 10↑4=
65 REM 10000, ERHAELT 12345.67 UND KANN DIESE ZAHL DURCH
70 REM INT(12345.67+0.5) AUF- ODER ABRUNDEN UND ERHAELT
75 REM 12346. DIVISION DURCH 10↑4=10000 ERGIBT 1.2346;
80 REM ALSO DIE AUF 4 DEZIMALSTELLEN GERUNDETE ZAHL
85 REM 1.234567. VGL. HIERZU AUCH DIE UEBRIGEN BEISPIELE.
90 REM DIE RUNDUNGSFUNKTION WIRD IN DIESEM BEISPIEL ZUM
95 REM AUSDRUCK DES ERGEBNISSES VERWENDET.
100 DEF FNR(X)=INT(X*10↑4+0.5)/10↑4
105 REM
110 REM BERECHNUNG DES MITTELWERTES M FUER EINE STADT
115 REM MIT 10000 MAENNLICHEN EINWOHNERN
120 LET M=(0.13/100)*10↑4
125 REM BERECHNUNG VON K1=K! (FUER K=10)
130 LET K1=1
135 FOR L=1 TO 10 STEP 1
140 LET K1=K1*L
145 NEXT L
150 REM P IST DIE WAHRSCHEINLICHKEIT, DASS GENAU 10
155 REM PERSONEN ERKRANKT SIND.
160 LET P=M↑10*EXP(-M)/K1
165 PRINT "ERGEBNIS"
170 PRINT "========"
175 PRINT
180 PRINT "DIE WAHRSCHEINLICHKEIT BETRAEGT P =";FNR(P)
185 END
```

```
ERGEBNIS
========

DIE WAHRSCHEINLICHKEIT BETRAEGT P = 0.0859
```

2. Berechnung statistischer Maßzahlen

2.1 Durchschnitt, Streuung und Standardabweichung

Es seien $x_1, x_2, \ldots, x_n$ einzelne voneinander unabhängige Beobachtungen eines Merkmals einer quantitativen Skala. Der Durchschnitt dieser Werte ist gegeben durch

$$\bar{x} = \frac{1}{n} \sum_{i=1}^{n} x_i \quad ,$$

die Streuung durch

$$s^2 = \frac{1}{n-1} \left(\sum_{i=1}^{n} x_i^2 - \frac{\left(\sum_{i=1}^{n} x_i \right)^2}{n} \right)$$

und die Standardabweichung s als die Quadratwurzel aus s^2.

Beispiel (vgl. Abt [10]):

In einem Leistungstest waren acht Aufgaben zu lösen. In einer Stichprobe von $n = 10$ Probanden traten die folgenden Anzahlen richtiger Lösungen auf:

$$x_1 = 6 \; ; \; x_2 = 3 \; ; \; x_3 = 5 \; ; \; x_4 = 3 \; ; \; x_5 = 4 \; ;$$
$$x_6 = 5 \; ; \; x_7 = 5 \; ; \; x_8 = 8 \; ; \; x_9 = 3 \; ; \; x_{10} = 4.$$

Es ist der Durchschnitt, die Streuung und die Standardabweichung zu berechnen.

```
10 REM BEISPIEL 2.1: BERECHNUNG VON X-QUER, S UND S†2
20 REM
30 REM AUF X WIRD DER REIHE NACH DIE ANZAHL RICHTIGER
40 REM LOESUNGEN EINGELESEN.
50 REM N IST DIE ANZAHL DER PROBANDEN.
60 REM
70 READ N
80 REM
90 REM S1=SUMME X(I)
100 LET S1=0
110 REM S2=SUMME X(I)†2
120 LET S2=0
130 FOR I=1 TO N
140 READ X
150 LET S1=S1+X
160 LET S2=S2+X†2
170 NEXT I
180 REM
190 REM BERECHNUNG DES DURCHSCHNITTS D
200 LET D=S1/N
210 REM
220 REM BERECHNUNG DER STREUUNG S
230 LET S=(S2-S1†2/N)/(N-1)
240 REM
250 REM BERECHNUNG DER STANDARDABWEICHUNG S0
260 LET S0=SQR(S)
270 REM
280 REM AUSDRUCK DER ERGEBNISSE:
290 PRINT "ERGEBNIS:"
300 PRINT "========="
310 PRINT
320 PRINT "DURCHSCHNITT =        ";INT(D*100+0.5)/100
330 PRINT "STREUUNG =        ";INT(S*100+0.5)/100
340 PRINT "STANDARDABWEICHUNG =";INT(S0*100+0.5)/100
350 REM
360 REM --- EINZULESENDE DATEN:
370 DATA 10,6,3,5,3,4,5,5,8,3,4
380 END
```

```
ERGEBNIS:
=========

DURCHSCHNITT =        4.6
STREUUNG =        2.49
STANDARDABWEICHUNG = 1.58
```

2.2 Extremwerte, Spannweite und Median

Es seien $x_1, x_2, \ldots, x_n$ einzelne voneinander unabhängige Beobachtungen eines Merkmals mit quanti-
tativer Skala. Die Extremwerte (Minimum und Maximum) dieser Beobachtungen sind:

$$x_{min} = \min \left\{ x_i \mid i = 1, 2, \ldots, n \right\}$$

$$x_{max} = \max \left\{ x_i \mid i = 1, 2, \ldots, n \right\}$$

Die Spannweite ("Range") der Daten ist gegeben durch
$R = x_{max} - x_{min}$.

$x_{(1)}, x_{(2)}, \ldots, x_{(n)}$ seien die der Größe nach geord-
neten Werte x_i, so daß also $x_{(j)} \leq x_{(j+1)}$ für $j = 1, 2,$
$3, \ldots, n-1$. $x_{(1)}$ ist das Minimum und $x_{(n)}$ ist das
Maximum der Werte x_i. Der Median ist dann folgen-
dermaßen definiert:

$$x_m = \begin{cases} x_{\left(\frac{n+1}{2}\right)} & \text{falls } n \text{ ungerade} \\ \frac{1}{2} \cdot \left(x_{\left(\frac{n}{2}\right)} + x_{\left(\frac{n}{2}+1\right)} \right) & \text{falls } n \text{ gerade} \end{cases}$$

Beispiel (vgl. Abt [10]):

Zu Beispiel 2.1 sind die Extremwerte, die Spannweite
und der Median zu berechnen.

```
2 REM BEISPIEL 2.2: EXTREMWERTE, SPANNWEITE UND MEDIAN
4 REM
6 DIM X[10]
8 REM EINLESEN DER BEOBACHTETEN DATEN:
10 REM N IST DIE ANZAHL DER WERTE
12 READ N
14 FOR I=1 TO N STEP 1
16 READ X[I]
18 NEXT I
20 REM DIE BEOBACHTETEN WERTE WERDEN DER GROESSE NACH
21 REM GEORDNET:
22 REM
23 REM IN ZEILE 44 WIRD ZUNAECHST GEPRUEFT, OB X(1) UND
24 REM X(2) GEORDNET SIND. WENN JA, WERDEN X(2) UND X(3)
25 REM BETRACHTET; WENN NEIN, WERDEN DIE WERTE VON X(1)
26 REM UND X(2) UEBER DIE HILFSVARIABLE H0 VERTAUSCHT.
27 REM DIE VARIABLE H1 BLEIBT NULL, WENN IN DER SCHLEIFE
28 REM KEINE VERTAUSCHUNG VORGENOMMEN WURDE: DIE ZAHLEN
29 REM SIND DANN WOHLGEORDNET. WENN H1=1 IST, WIRD DIE
30 REM SCHLEIFE NOCHMALS DURCHLAUFEN.
31 REM EINE ANDERE MOEGLICHKEIT, DIE WOHLORDNUNG ZU
32 REM ERREICHEN, FINDET SICH IN ABSCHNITT 3.5.
40 LET H1=0
42 FOR J=1 TO N-1
44 IF X[J] <= X[J+1] THEN 54
46 LET H0=X[J+1]
48 LET X[J+1]=X[J]
50 LET X[J]=H0
52 LET H1=1
54 NEXT J
56 IF H1=1 THEN 40
58 REM ES ERGIBT SICH UNMITTELBAR AUS DER WOHLORDNUNG
60 REM FUER X-MIN, X-MAX UND FUER DIE SPANNWEITE:
62 PRINT, "ERGEBNIS"
63 PRINT "========"
64 PRINT
66 PRINT "MINIMUM =";X[1],"SPANNWEITE =";X[N]-X[1]
68 PRINT "MAXIMUM =";X[N],
72 REM BERECHNUNG DES MEDIANS:
74 REM ES WIRD GEPRUEFT, OB N GERADE ODER UNGERADE IST:
76 IF 2*INT(N/2)#N THEN 86
78 REM N IST GERADE:
80 LET M=(X[N/2]+X[N/2+1])/2
82 GOTO 88
84 REM N IST UNGERADE:
86 LET M=X[(N+1)/2]
88 PRINT "MEDIAN =      ";M
90 REM  ----EINZULESENDE DATEN:
92 DATA 10,6,3,5,3,4,5,5,8,3,4
94 END


ERGEBNIS
========

MINIMUM = 3      SPANNWEITE = 5
MAXIMUM = 8      MEDIAN =      4.5
```

2.3 Häufigkeiten und Histogramme

Es seien $x_1, x_2, \ldots, x_n$ voneinander unabhängige
Beobachtungen eines Merkmals einer quantitativen,
stetigen Skala. Ein Bereich, der die Spannweite
(vgl. Abschnitt 2.2) umfaßt, wird in k Intervalle
("Klassen") mit der konstanten Intervallbreite b
geteilt und es wird geprüft, wieviele Werte in
jedes Intervall fallen. Nach der Optimalitätsregel
von Sturges (vgl. Sachs [19]) wählt man k in der
Größenordnung von $1 + 3.32 \cdot {}_{1\emptyset}\log n$.

n_j (j=1,2,...,k) ist die Anzahl der Werte x_i, die
in das j-te Intervall fallen und heißt absolute
Häufigkeit. Die Gesamtzahl der Daten ist also

$$n = \sum_{j=1}^{k} n_j.$$

$h_j = \dfrac{n_j}{n}$ (j=1,2,...,k) ist der relative Anteil der
n_j Werte x_i an der Gesamtstichprobe und heißt
relative Häufigkeit.

$H_j = \sum_{i=1}^{j} h_i$ ist der relative Anteil der Werte x_i an
der Stichprobe, die kleiner oder gleich der rechten
Grenze des j-ten Intervalls sind und heißt relative
Häufigkeitssumme. Es ist also $H_1 = h_1$ und

$$H_k = \sum_{i=1}^{k} h_i = \sum_{i=1}^{k} \frac{n_i}{n} = \frac{1}{n} \sum_{i=1}^{k} n_i = \frac{1}{n} \cdot n = 1.$$

Die graphische Darstellung der h_j oder der n_j ist
das Histogramm. Für j = 1,2,...,k wird über dem j-ten
Intervall ein Rechteck aufgetragen, dessen Höhe
proportional zu n_j resp. h_j ist. Da sich n_j von h_j
nur durch den Faktor $\frac{1}{n}$ unterscheidet, kann man bei
zweifacher Skalierung der Ordinate das gleiche

Histogramm sowohl als Histogramm der absoluten als
auch der relativen Häufigkeiten verwenden.

Beispiel

In einer Kinderklinik wurden die Körpergrößen von
70 Neugeborenen gemessen. Es ergaben sich folgende
Werte (in cm):

53, 48, 45, 55, 40, 51, 54, 44, 48, 51, 43, 55, 51,

42, 48, 48, 49, 50, 53, 55, 55, 59, 57, 48, 44, 47,

48, 55, 45, 44, 51, 54, 46, 47, 49, 51, 56, 43, 51,

56, 56, 50, 44, 51, 56, 52, 52, 49, 46, 45, 41, 49,

52, 51, 57, 53, 47, 43, 50, 52, 54, 55, 51, 50, 53,

52, 46, 49, 50, 52.

Es sollen die absoluten Häufigkeiten, die relativen
Häufigkeiten und die relativen Häufigkeitssummen bestimmt werden. Die erhaltenen Werte sollen in Form
von Histogrammen dargestellt werden.

Bemerkung

Um die Histogramme exakt zu zeichnen, müßte man ein
automatisches Zeichengerät (Plotter) verwenden, das
an den Rechner angeschlossen wird. Wenn ein solches
Gerät nicht zur Verfügung steht, kann man auch den
Drucker des Rechners zum "Zeichnen" verwenden. Die
Höhen der Rechtecke über den Intervallen werden
dann allerdings auf- oder abgerundet, da man keine
Bruchteile eines Zeichens drucken kann.

```
10 REM BEISPIEL 2.3: HISTOGRAMM
20 REM
30 REM H(J) IST DIE ABS. HAEUF. DES J-TEN INTERVALLS
40 DIM H[20]
50 REM U IST DIE UNTERE GRENZE DES HISTOGRAMMS
60 REM B IST DIE INTERVALLBREITE
70 REM N ZAEHLT DIE EINZULESENDEN DATEN
80 REM K IST DIE NUMMER DES INTERVALLS MIT DEM
90 REM GROESSTEN EINGELESENEN WERT
100 READ U,B,N,K
110 DATA 38,2,0,0
120 FOR I=1 TO 20
130 LET H[I]=0
140 NEXT I
150 READ X
160 REM WENN DIE ZAHL 1E+99 GELESEN WIRD,
170 REM BRICHT DER EINLESEPROZESS AB.
180 IF X=1E+99 THEN 320
190 REM I IST DIE NUMMER DES INTERVALLS, IN DAS X
200 REM FAELLT. DAS INTERVALL IST LINKS OFFEN, RECHTS
210 REM ABGESCHLOSSEN. D.H., DASS DIE RECHTE GRENZE ZUM
220 REM INTERVALL GEHOERT, DIE LINKE GRENZE NICHT.
230 LET I=(X-U)/B
240 IF I=INT(I) THEN 260
250 LET I=INT(I)+1
260 LET H[I]=H[I]+1
270 IF K>I THEN 290
280 LET K=I
290 LET N=N+1
300 GOTO 150
310 REM JETZT WIRD DAS MAXIMUM M DER H(J) GESUCHT.
320 LET M=0
330 FOR J=1 TO K
340 IF M>H[J] THEN 360
350 LET M=H[J]
360 NEXT J
370 PRINT "HISTOGRAMM DER ABSOLUTEN HAEUFIGKEITEN"
380 PRINT
390 PRINT " +----+----+----+----+----+----+----+----+";
400 PRINT "----+----+-->"
410 PRINT " I"
420 FOR J=1 TO K
430 PRINT " I";
440 REM H(J)/M IST IMMER <=1. DA DIE HOECHSTE SAEULE
450 REM DES HISTOGRAMMS 50 ZEICHEN HOCH SEIN SOLL,
460 REM WIRD DIESER WERT MIT 50 MULTIPLIZIERT, SODASS
470 REM 0<=50*H(J)/M<=50. DURCH INT(Z+0.5) WIRD Z AUF-
480 REM ODER ABGERUNDET.
490 LET I=INT(50*H[J]/M+0.5)
500 FOR L=1 TO I
510 PRINT "X";
520 NEXT L
530 PRINT
540 NEXT J
550 PRINT " I"
560 PRINT " V"
570 PRINT
```

```
580 REM DAS FOLGENDE HISTOGRAMM DER RELATIVEN HAEUFIG-
590 REM KEITEN ENTSPRICHT DEM DER ABSOLUTEN HAEUFIG-
600 REM KEITEN. ZUSAETZLICH WIRD DIE REL. HAEUF.-SUMME
610 REM BERECHNET UND IN GLEICHER WEISE WIE DIE REL.
620 REM HAEUFIGKEITEN AUF- ODER ABGERUNDET. DIE REL.
630 REM HAEUF.-SUMME IST DURCH '*' GEKENNZEICHNET.
640 PRINT
650 PRINT "HISTOGRAMM DER RELATIVEN HAEUFIGKEITEN"
660 PRINT "UND DER RELATIVEN HAEUFIGKEITSSUMME"
670 PRINT
680 PRINT "0.0   0.1   0.2   0.3   0.4   0.5   0.6   0.7   ";
690 PRINT "0.8   0.9   1.0"
700 PRINT " +----+----+----+----+----+----+----+----";
710 PRINT "-+----+----+-->"
720 PRINT " I"
730 LET S=0
740 FOR J=1 TO K
750 PRINT " I";
760 LET I=INT(50*H[J]/N+0.5)
770 FOR L=1 TO I
780 PRINT "X";
790 NEXT L
800 LET S=S+H[J]
810 IF J=1 THEN 870
820 LET I0=INT(50*S/N+0.5)
830 FOR L=I+1 TO I0-1
840 PRINT " ";
850 NEXT L
860 PRINT "*";
870 PRINT
880 NEXT J
890 PRINT " I"
900 PRINT " V"
910 PRINT
920 PRINT
930 PRINT " [INTERVALL]  ABS.HAEUF.   ";
940 PRINT "REL.HAEUF.   REL.HAEUF.-SUMME"
950 PRINT
960 REM RUNDUNGSFUNKTION FNR(X); 3 DEZIMALSTELLEN
970 DEF FNR(X)=INT(X*10↑3+0.5)/10↑3
980 LET S=0
990 FOR J=1 TO K
1000 LET S=S+H[J]
1010 PRINT U+(J-1)*B,"-   ",U+J*B,H[J];
1020 PRINT "       ";FNR(H(J)/N);"          ";FNR(S/N)
1030 NEXT J
1040 PRINT
1050 REM -------------------------- EINZULESENDE DATEN:
1060 DATA 53,48,45,55,40,51,54,44,48,51,43,55,51,42
1070 DATA 48,48,49,50,53,55,55,59,57,48,44,47,48,55
1080 DATA 45,44,51,54,46,47,49,51,56,43,51,56,56,50
1090 DATA 44,51,56,52,52,49,46,45,41,49,52,51,57,53
1100 DATA 47,43,50,52,54,55,51,50,53,52,46,49,50,52
1110 REM WENN DER WERT 1E+99 GELESEN WIRD, BRICHT
1120 REM DER EINLESEPROZESS AB.
1130 DATA 1E+99
1140 END
```

```
HISTOGRAMM DER ABSOLUTEN HAEUFIGKEITEN

  +----+----+----+----+----+----+----+----+----+----+-->
  I
  IXXX
  IXXXXXXX
  IXXXXXXXXXXXXXXXXXXXXXXXX
  IXXXXXXXXXXXXXXXXXXXXX
  IXXXXXXXXXXXXXXXXXXXXXXXXXXXXXXXXXX
  IXXXXXXXXXXXXXXXXXXXXXXXXXXXXXXXXXXXXXXX
  IXXXXXXXXXXXXXXXXXXXXXXXXXXXXXXXXXXXXXXXXXXXXXXXXXXXXXXXXXXXXXXX
  IXXXXXXXXXXXXXXXXXXXXXXXX
  IXXXXXXXXXXXXXXXXXXXXXXXXXXXXXXXXXXXX
  IXXXXXXX
  IXXX
  I
  V


HISTOGRAMM DER RELATIVEN HAEUFIGKEITEN
UND DER RELATIVEN HAEUFIGKEITSSUMME

0.0   0.1   0.2   0.3   0.4   0.5   0.6   0.7   0.8   0.9   1.0
  +----+----+----+----+----+----+----+----+----+----+-->
  I
  IX
  IX*
  IXXXXX  *
  IXXXX          *
  IXXXXXX              *
  IXXXXXXX                  *
  IXXXXXXXXXXX                       *
  IXXXXX                                 *
  IXXXXXXX                                    *
  IX                                             *
  IX                                               *
  I
  V


  (INTERVALL]   ABS.HAEUF.   REL.HAEUF.   REL.HAEUF.-SUMME

  38   -   40      1          0.014          0.014
  40   -   42      2          0.029          0.043
  42   -   44      7          0.1            0.143
  44   -   46      6          0.086          0.229
  46   -   48      9          0.129          0.357
  48   -   50      10         0.143          0.5
  50   -   52      15         0.214          0.714
  52   -   54      7          0.1            0.814
  54   -   56      10         0.143          0.957
  56   -   58      2          0.029          0.986
  58   -   60      1          0.014          1
```

3. Testverfahren

Die Tabellenwerte für die verwendeten Verteilungen von x^2, t, U und F sind der angegebenen Literatur zu entnehmen.

3.1 Die Vierfelder-Tafel

Bei zwei Stichproben wird das Eintreten oder das Nichteintreten eines Ereignisses bzw. das Vorhandensein oder das Nichtvorhandensein einer Ausprägung eines Merkmals betrachtet. Es soll geprüft werden, ob die Wahrscheinlichkeit für das Eintreten des Ereignisses bei beiden Stichproben gleich ist. (Es werden die beiden relativen Häufigkeiten $n_{11}/n_1.$ und $n_{21}/n_2.$ verglichen.)

Um diesen Sachverhalt zu prüfen, bildet man die Testgröße

$$\frac{(|n_{11}\, n_{22} - n_{12}\, n_{21}| - n/2\,)^2 \cdot n}{n_1. \cdot n_2. \cdot n_{.1} \cdot n_{.2}}$$

Die Bezeichnungen ergeben sich aus der 2 x 2 – Kontingenztafel ("Vierfelder – Tafel"):

	1. Ausprägung	2. Ausprägung	Summe
1. Stichprobe	n_{11}	n_{12}	$n_1.$
2. Stichprobe	n_{21}	n_{22}	$n_2.$
Summe	$n_{.1}$	$n_{.2}$	$n_{..} = n$

$$n_i. = \sum_j n_{ij}, \quad n_{.j} = \sum_i n_{ij}, \quad n_{..} = \sum_i \sum_j n_{ij}$$

Die Verteilung der Testgröße wird durch die χ^2-Verteilung mit einem Freiheitsgrad angenähert.

Als Voraussetzung zu diesem Test müssen die sogenannten Erwartungshäufigkeiten φ_{ij} der vier Felder >3 und n>20 sein (vgl. Sachs [19]). Die Erwartungshäufigkeiten ergeben sich aus den Randsummen:

$$\varphi_{ij} = \frac{n_{\cdot j}\, n_{i \cdot}}{n} \quad . \text{ für } i=1,2 \text{ und } j=1,2$$

Wenn diese Voraussetzungen nicht erfüllt sind, darf der χ^2 - Test nicht angewendet werden, sondern man muß auf den exakten Test von Fisher zurückgreifen (vgl. u.a. Sachs [19]).

Im unten angegebenen Programm werden die Erwartungshäufigkeiten in den Zeilen 300 bis 400 berechnet.

Beispiel

Es wird untersucht, ob der Rhesusfaktor in irgendeiner Form vom Geschlecht des Merkmalsträgers abhängig ist. Dazu haben sich folgende Häufigkeiten ergeben:

	Rh$_+$	Rh$_-$	
♂	16	4	20
♀	25	15	40
	41	19	60

```
20 REM BEISPIEL 3.1: CHI-QUADRAT-TEST
40 REM
60 REM N1=N-11, N2=N-12, N3=N-21, N4=N-22
80 READ N1,N2,N3,N4
100 DATA 16,4,25,15
120 REM
140 REM BERECHNUNG DER RANDSUMMEN:
160 REM S1=N-1., S2=N-2., S3=N-.1, S4=N-.2
180 S1=N1+N2
200 S2=N3+N4
220 S3=N1+N3
240 S4=N2+N4
260 N=N1+N2+N3+N4
280 REM
300 REM PRUEFUNG DER ERWARTUNGSHAEUF. UND N>20
320 IF N<21 THEN 900
340 IF S3*S1/N<4 THEN 900
360 IF S3*S2/N<4 THEN 900
380 IF S4*S1/N<4 THEN 900
400 IF S4*S2/N<4 THEN 900
420 REM
440 REM BERECHNUNG DER PRUEFGROESSE CHI-QUADRAT = C:
460 C=(ABS((N1*N4-N2*N3)-N/2))^2*N/(S1*S2*S3*S4)
480 REM
500 PRINT "ERGEBNIS:"
520 PRINT "---------"
540 PRINT
560 REM JETZT WIRD GEPRUEFT, OB C SIGNIFIKANT:
580 REM CHI-QUADRAT MIT EINEM FREIHEITSGRAD
600 REM UND ALPHA=0.05 IST GLEICH 3.841.
620 PRINT "PRUEFGROESSE =";C
640 IF C>3.841 THEN 800
660 REM
680 REM C NICHT SIGNIFIKANT:
700 PRINT "IST KLEINER ALS CHI-QUADRAT = 3.841"
720 PRINT "ES IST KEINE ABHAENGIGKEIT DES RHESUSFAKTORS"
740 PRINT "VOM GESCHLECHT NACHWEISBAR (ALPHA=0.05)."
760 GOTO 860
780 REM C IST SIGNIFIKANT:
800 PRINT "IST GROESSER ALS CHI-QUADRAT = 3.841"
820 PRINT "DIE NULLHYPOTHESE, DASS KEIN UNTERSCHIED ";
840 PRINT ",BESTEHT, IST ZURUECKZUWEISEN."
860 PRINT
880 STOP
900 PRINT "DIE VORAUSSETZUNGEN SIND NICHT ERFUELLT."
920 END


ERGEBNIS:
---------

PRUEFGROESSE = 1.165
IST KLEINER ALS CHI^2 = 3.841
ES IST KEINE ABHAENGIGKEIT DES RHESUSFAKTORS
VOM GESCHLECHT NACHWEISBAR (ALPHA = 0.05).
```

3.2 Der x^2-Anpassungstest

Es wird eine diskrete Verteilung betrachtet, bei
der k verschiedenen Ausprägungen bestimmte Wahrscheinlichkeiten zugeordnet sind. Es sei φ_i (i=1,
2,3,...,k) die erwartete Häufigkeit der i-ten Ausprägung und n_i die beobachtete Häufigkeit dieser
Ausprägung. Um zu prüfen, ob die Verteilung der
Häufigkeiten in der Stichprobe mit der Hypothese
übereinstimmt, daß die Stichprobe aus der theo-
retischen Verteilung stammt, ist folgende Testgröße zu bestimmen:

$$\sum_{i=1}^{k} \frac{(\varphi_i - n_i)^2}{\varphi_i}$$

Die Verteilung dieser Testgröße wird durch die x^2-
Verteilung mit k-1 Freiheitsgraden angenähert,
falls die Anzahl der Klassen gleich k ist und die
Größen φ_i berechenbar sind.

Beispiel

Es werden die vier Hauptblutgruppen betrachtet.
Die Wahrscheinlichkeiten hierfür betragen:

$$P(A) = 0.46$$
$$P(B) = 0.07$$
$$P(AB) = 0.04$$
$$P(O) = 0.43$$

Die Zahlen gelten für Europa.

In einem Versuch wurden 50 Personen untersucht und
deren Blutgruppe festgestellt. Es sollen die gefun-
denen Werte mit den Werten, die aufgrund der angegebenen **Wahrscheinlichkeiten** erwartet werden, ver -
glichen werden.

Es wurden folgende Werte beobachtet:

Blutgruppe	beobachtete Anzahl n_i	erwartete Anzahl φ_i
A	15	23.0
B	2	3.5
AB	5	2.0
O	28	21.5
Summe	50	50.0

```
10 REM BEISPIEL 3.2: DER ANPASSUNGSTEST
20 REM
30 REM WAHRSCHEINLICHKEITEN FUER DIE HAUPTBLUTRUPPEN:
40 REM P(A)=P(1), P(B)=P(2), P(AB)=P(3), P(0)=P(4)
50 REM DIE ERWARTETE HAEUFIGKEIT FUER DIE I-TE KLASSE
60 REM IST E(I), DIE BEOBACHTETE HAEUFIGKEIT IST B(I).
70 REM K IST DIE ANZAHL DER KLASSEN
80 DIM P[4],E[4],B[4]
90 REM EINLESEN DER DATEN:
100 READ P[1],P[2],P[3],P[4],K,C2
110 FOR J=1 TO K
120 READ B[J]
130 NEXT J
140 REM BERECHNUNG DER ERWARTETEN HAEUFIGKEITEN:
150 REM N IST DIE ANZAHL DER BEOBACHTUNGEN
160 LET N=0
170 FOR J=1 TO K
180 LET N=N+B[J]
190 NEXT J
200 FOR J=1 TO K
210 LET E[J]=N*P[J]
220 NEXT J
230 REM BERECHNUNG DER TESTGROESSE C:
240 LET C=0
250 FOR L=1 TO K
260 LET C=C+((E[L]-B[L])†2)/E[L]
270 NEXT L
280 REM CHI-QUADRAT=C2 FUER ALPHA=0.05 UND FREIHEITS-
290 REM GRAD K-1=3 IST 7.815 (VGL. ZEILE 100 UND 440)
300 PRINT "ERGEBNIS"
310 PRINT "========"
320 PRINT
330 PRINT "TESTGROESSE =";C
340 IF C2>C THEN 410
350 PRINT "IST GROESSER ALS CHI†2 =";C2
360 PRINT "DIE NULLHYPOTHESE, DASS DIE STICHPROBE AUS"
370 PRINT "DER THEORETISCHEN VERTEILUNG ENTNOMMEN IST,"
380 PRINT "MUSS ZURUECKGEWIESEN WERDEN (ALPHA = 0.05)."
400 GOTO 460
410 PRINT "DAS ERGEBNIS DER STICHPROBE STIMMT MIT DEN"
420 PRINT "THEORETISCH ERWARTETEN ERGEBNISSEN UEBEREIN."
430 REM  --------EINZULESENDE DATEN:
440 DATA 0.46,0.07,0.04,0.43,4,7.815
450 DATA 15,2,5,28
460 END
```

```
ERGEBNIS
========

TESTGROESSE = 9.890582118
IST GROESSER ALS CHI†2 = 7.815
DIE NULLHYPOTHESE, DASS DIE STICHPROBE AUS
DER THEORETISCHEN VERTEILUNG ENTNOMMEN IST,
MUSS ZURUECKGEWIESEN WERDEN (ALPHA = 0.05).
```

3.3 Der Vorzeichentest

Der Vorzeichentest setzt voraus, daß die Stichproben
aus Verteilungen mit nominaler Merkmalsskala entnommen sind. Das Merkmal besitzt nur die Ausprägungen
"vorhanden" und "nicht vorhanden" ("Erfolg" und
"Nichterfolg"); die Wahrscheinlichkeit für "vorhanden"
("Erfolg") soll bei allen n Merkmalsträgern konstant
sein. Da man alle anderen Skalen auf eine nominale
Skala reduzieren kann, stellt der Vorzeichentest ein
recht universelles Verfahren dar, wie auch folgendes
Beispiel zeigt.

Im Beispiel eines Analgesieversuches kann man folgende Vereinbarungen treffen:

Score	Bezeichnung
0	schmerzfrei
1	leichte Schmerzen
2	mittlere Schmerzen
3	starke Schmerzen

(0,1,2,3 heißen "Scores" und sind nicht einer quantitativen Skala entnommen, sondern sind als Abkürzungen
von "schmerzfrei", "leichte Schmerzen" etc. zu ver-
stehen.)

Man bildet nun die Differenzen "Schmerzscore vor
Behandlung" - "Schmerzscore nach Behandlung" und betrachtet deren Vorzeichen: positives Vorzeichen bedeutet Verbesserung ("Erfolg") und negatives Vorzeichen bedeutet Verschlechterung ("Nichterfolg").
Die Score - Differenzen, die Null ergeben, werden im
folgenden nicht berücksichtigt, so daß also die
oben beschriebenen Voraussetzungen erfüllt sind.

Sei nun n_1 die Anzahl der positiven Vorzeichen, n_2 die Anzahl der negativen Vorzeichen und n_3 die Anzahl der Score - Differenzen, die Null ergeben; es ist also $n_1 + n_2 + n_3 = n_. = $ Anzahl der Probanden im Versuch. Zur Prüfung der Nullhypothese H_0(Die Wahrscheinlichkeit für Verbesserung (Erfolg) ist gleich der Wahrscheinlichkeit für Verschlechterung (Nichterfolg)) bildet man die Prüfgröße

$$\frac{(n_1 - n_2)^2}{n_1 + n_2}$$

die χ^2 - verteilt ist mit einem Freiheitsgrad. Die n_3 Score - Differenzen, die Null ergeben, gehen nicht in die Prüfgröße ein.

Beispiel

In einem Analgesie - Versuch ergaben sich mit den obigen Bezeichnungen folgende Ergebnisse:

Schmerzscore

vor	nach	(vor)-(nach)
3	2	1
1	2	-1
0	0	0
2	1	1
2	0	2
1	1	0
3	2	1
3	1	2
1	2	-1

Es ist an der Signifikanzschwelle $\alpha = 0.05$ zu prüfen, ob die Nullhypothese zurückgewiesen werden kann.

```
10 REM BEISPIEL 3.3: DER VORZEICHENTEST
30 REM
40 REM V(J) UND N(J) SIND DIE SCORES VOR UND NACH
42 REM BEHANDLUNG, N IST DIE ANZAHL DER PROBANDEN.
48 READ N
50 FOR K=1 TO N
55 READ V[K]
58 NEXT K
60 FOR K=1 TO N
62 READ N[K]
64 NEXT K
68 REM N1 BZW. N2 ZAEHLT DIE POSITIVEN BZW. NEGA-
69 REM TIVEN VORZEICHEN AUF.
75 LET N1=0
76 LET N2=0
80 FOR K=1 TO N
85 REM WENN DIE WERTE GLEICH SIND, WERDEN SIE NICHT
86 REM BERUECKSICHTIGT.
90 IF V[K]=N[K] THEN 130
100 IF V[K]-N[K]<0 THEN 120
105 REM DIE DIFFERENZ IST POSITIV; V(K)>N(K):
110 LET N1=N1+1
115 GOTO 130
118 REM DIE DIFFERENZ IST NEGATIV; V(K)<N(K):
120 LET N2=N2+1
130 NEXT K
140 REM BERECHNUNG DER PRUEFGROESSE C:
150 LET C=((N1-N2)↑2)/(N1+N2)
160 REM CHI-QUADRAT MIT EINEM FREIHEITSGRAD UND
165 REM P=0.05 IST GLEICH 3.841.
180 PRINT "ERGEBNIS"
185 PRINT "========"
190 PRINT
196 PRINT "DIE NULLHYPOTHESE, DASS DIE WAHRSCHEIN";
197 PRINT "LICHKEIT FUER"
198 PRINT "VERBESSERUNG UND VERSCHLECHTERUNG GLEICH";
199 PRINT " IST,";
200 IF C <= 3.841 THEN 230
216 PRINT " MUSS"
221 GOTO 245
230 PRINT " KANN"
240 PRINT "NICHT ";
245 PRINT "ZURUECKGEWIESEN WERDEN."
246 LET C=INT(C*1000+0.5)/1000
250 PRINT "ALPHA = 0.05, TESTGROESSE =";C
255 REM
260 REM  EINZULESENDE DATEN:
270 DATA 9,3,1,0,2,2,1,3,3,1
280 DATA 2,2,0,1,0,1,2,1,2
290 END
```

```
ERGEBNIS
========

DIE NULLHYPOTHESE, DASS DIE WAHRSCHEINLICHKEIT FUER
VERBESSERUNG UND VERSCHLECHTERUNG GLEICH IST, KANN
NICHT ZURUECKGEWIESEN WERDEN.
ALPHA = 0.05, TESTGROESSE = 1.286
```

3.4 Der Einstichproben-t-Test

Dieser Test setzt voraus, daß die Stichprobenwerte
einer Gauß - Verteilung ("Normalverteilung") entnommen sind. Der Test ist aber auch in guter Näherung anwendbar, wenn die Werte einer eingipfeligen,
symmetrischen Verteilung entstammen, z.B. der eines
diskreten, quantitativen Merkmals.

Von einem quantitativen Merkmal wird an n unabhängigen
Merkmalsträgern je ein Wert x_i (i=1,2,...,n) gemessen
und der Durchschnitt $\bar{x}$ und die Standardabweichung s
dieser n Werte gebildet. Um die Nullhypothese H_0 (Die
Population, der die Stichprobe entnommen ist, hat den
Mittelwert μ_0) zu testen, bildet man die Prüfgröße

$$t = \frac{|\bar{x} - \mu_0|}{s} \cdot \sqrt{n}$$

die t-verteilt ist mit n-1 Freiheitsgraden. Die Nullhypothese $H_0(\mu = \mu_0)$ wird mit dieser Prüfgröße t an
einer vorgegebenen Signifikanzschwelle α geprüft.
Wenn die Prüfgröße t größer ist als der Tabellenwert
$t_{n-1;\alpha}$ aus der Tabelle der t - Verteilung, wird die
Nullhypothese zurückgewiesen.

Bemerkung

Der Einstichproben - t - Test ist auch unter der Bezeichnung "t - Test für verbundene Stichproben" be-
kannt, da die Werte x_i auch z.B. Differenzen von
zwei Beobachtungen x_{i1} und x_{i2} des gleichen Merkmals am gleichen Merkmalsträger sein können, so daß
also $x_i = x_{i1} - x_{i2}$ (i=1,2,...,n) in den t - Test

eingehen. Wenn die Beobachtungen x_{i1} und x_{i2} an
verschiedenen Merkmalsträgern gemessen werden, so
darf der Einstichproben - t - Test nicht angewendet
werden. Es ist dann zu prüfen, ob man den Zweistichproben - t - Test (für unverbundene Stichproben) zur Prüfung der Nullhypothese heranziehen
darf.

Beispiel (vgl. Abt [10]):

In einem klinischen Versuch sollen zwei Therapien
zur Behandlung der Hypertonie verglichen werden.
In einer der Behandlungsgruppen (n = 9 Patienten)
ergaben sich folgende Werte des systolischen
Blutdrucks vor und nach Therapie:

Systolischer Blutdruck (in mmHg)

vorher	nachher
185	170
190	165
170	160
175	180
190	185
180	180
185	165
180	170
180	175

Es ist mit dem Einstichproben - t - Test zu prüfen,
ob die durchschnittliche Druckdifferenz $\bar{x}$ signi-
fikant von Null verschieden ist, d.h. ob man in
der Lage ist, die Nullhypothese, daß die betrach-
tete Therapie keine Blutdruckveränderung bewirkt,
zurückzuweisen.

```
1 REM BEISPIEL 3.4: DER EINSTICHPROBEN-T-TEST
2 REM
3 REM V0 UND N0 ENTSPRECHEN DEN STICHPROBEN VOR UND
4 REM NACH MEDIKATION. N IST DIE ANZAHL DER PATIENTEN,
5 REM T0 IST STUDENT'S T FUER P=0.95 UND FHG=N-1
6 REM
7 READ N,T0
8 DATA 9,2.306
9 REM SYSTOLISCHER BLUTDRUCK VOR, NACH
10 DATA 185,170,190,165,170,160,175,180,190
11 DATA 185,180,180,185,165,180,170,180,175
12 REM S1=SUMME(V(I)-N(I)), S2=SUMME((V(I)-N(I))†2)
13 LET S1=0
14 LET S2=0
15 FOR I=1 TO N STEP 1
16 READ V0,N0
17 LET H=V0-N0
18 LET S1=S1+H
19 LET S2=S2+H†2
20 NEXT I
21 REM BERECHNUNG DES DURCHSCHNITTES D DER DIFFERENZEN
22 LET D=S1/N
23 REM BERECHNUNG DER STANDARDABWEICHUNG S
24 LET S=SQR((S2-S1†2/N)/(N-1))
25 REM BERECHNUNG DER TESTGROESSE T
26 LET T=ABS(D)*SQR(N)/S
27 PRINT "ERGEBNIS       PRUEFUNG AUF GAUSS-VERTEILUNG"
28 PRINT "========       NICHT VERGESSEN!"
29 PRINT
30 PRINT "TESTGROESSE T =";INT(T*10†3+0.5)/10†3
31 REM
32 REM VERGLEICH VON T MIT DEM SCHWELLENWERT T0
33 IF T>T0 THEN 41
34 REM
35 REM KEINE SIGNIFIKANZ:
36 PRINT "IST KLEINER ALS DER SCHWELLENWERT =";T0
37 PRINT "DIE NULLHYPOTHESE KANN NICHT ZURUECKGEWIESEN"
38 GOTO 43
39 REM
40 REM BEI SIGNIFIKANZ:
41 PRINT "IST GROESSER ALS DER SCHWELLENWERT =";T0
42 PRINT "DIE NULLHYPOTHESE MUSS ZURUECKGEWIESEN"
43 PRINT "WERDEN. ALPHA = 0.05, FHG =";N-1
44 END
```

```
ERGEBNIS       PRUEFUNG AUF GAUSS-VERTEILUNG
========       NICHT VERGESSEN!

TESTGROESSE T = 2.982
IST GROESSER ALS DER SCHWELLENWERT = 2.306
DIE NULLHYPOTHESE MUSS ZURUECKGEWIESEN
WERDEN. ALPHA = 0.05, FHG = 8
```

3.5 Der Wilcoxon-Test

Es werden zwei voneinander unabhängige Stichproben $x_1, x_2, \ldots, x_{n_1}$ und $y_1, y_2, \ldots, y_{n_2}$ $(n_1 \leq n_2)$ unabhängiger Einzelwerte betrachtet. Der Wilcoxon-Test setzt nur voraus, daß die beiden Stichproben aus stetigen Verteilungen stammen, die die gleiche Form haben, aber keine Gauß-Verteilungen sein müssen.

Die Nullhypothese besagt, daß die beiden Stichproben aus der gleichen Verteilung stammen. Zur Prüfung dieser Hypothese werden die Werte der vereinigten Stichprobe der Größe nach geordnet und es werden Rangzahlen zugeordnet. Wenn mehrere Werte auftreten, die gleich sind ("ties"), so werden mittlere Rangzahlen zugeteilt. Zur Bestimmung der Testgröße U werden die Rangsummen R_1 bzw. R_2 der ersten bzw. der zweiten Stichprobe gebildet und die Größen U_1 bzw. U_2 berechnet. Die Testgröße U ist das Minimum der beiden Werte U_1 und U_2. Wenn U kleiner oder gleich dem kritischen Wert $U(n_1, n_2, \alpha)$ ist, wird die Nullhypothese zurückgewiesen. Die kritischen Werte sind für verschiedene n_1, n_2 und α tabelliert (vgl. z.B. Sachs [19]). Wenn in der Rangordnung der Stichprobenwerte ties auftreten, so sollte die Prüfgröße U durch die sog. tie-Korrektur ergänzt werden, auf die hier aber nicht weiter eingegangen wird.

$$U_1 = n_1 n_2 + \frac{n_1(n_1+1)}{2} - R_1 \quad \text{und} \quad U_2 = n_1 n_2 + \frac{n_2(n_2+1)}{2} - R_2 \,,$$

die Testgröße $U = \min(U_1, U_2)$.

Bemerkungen

Wenn man voraussetzen kann, daß die beiden Stichproben Gauß-Verteilungen mit gleicher Varianz entstammen, kann man den Zweistichproben-t-Test (vgl. Immich [13], Linder [15] oder Sachs [19]) anwenden, der im parametrischen Fall dem Wilcoxon-Test entspricht.

Wenn die Beobachtungen x_i und y_i $(i=1,2,\ldots,n_1=n_2)$ Beobachtungen des gleichen Merkmals am gleichen Merkmalsträger sind, aber nicht notwendig Gauß-verteilt sind, so kann man den "Wilcoxon-matched-pairs-signed-rank-test" (z.B. Pfanzagl [18]) anwenden, der im parametrischen Fall dem Einstich-proben-t-Test entspricht.

Wenn man $k>2$ Stichproben vergleichen will, so kann man den Test von Kruskal und Wallis (z.B. Sachs [19]) anwenden, der eine Verallgemeinerung des Wilcoxon-Tests darstellt. Der Kruskal-Wallis-Test ist das verteilungsunabhängige Gegenstück zur Einweg-Varianzanalyse (vgl. Abschnitt 3.8).

Beispiel

In einem Analgesieversuch soll ein Aktiv-Präparat gegen Placebo verglichen werden. Einer Gruppe von $n_1 = 10$ Probanden wird das Aktivum verabreicht, einer anderen Gruppe von $n_2 = 9$ Probanden Placebo. Es ergaben sich folgende Score-Werte (vgl. dazu auch Abschnitt 3.3):

Aktiv-Präparat	Placebo
1	1
1	0
2	3
0	2
1	2
2	3
3	1
1	0
3	3
0	

```
10 REM BEISPIEL 3.5: DER WILCOXON-TEST
15 REM
20 DIM W[20,2]
25 REM AUF W(1,1) BIS W(N1,1) WERDEN DIE SCORE-WERTE DER
30 REM GRUPPE MIT PLACEBO EINGELESEN, VON W(N1+1,1) BIS
35 REM W(N1+N2,1) DIE RESTLICHEN SCORES; AUF W(J,2) WIRD
40 REM EINE 1 EINGELESEN, WENN W(J,1) ZU DER ERSTEN
45 REM GRUPPE GEHOERT, SONST EINE 2. NACH RANGORDNUNG
50 REM WIRD AUF W(J,1) DIE RANGZAHL VON W(J,1) GESPEI-
55 REM CHERT. N1 IST DER UMFANG DER ERSTEN STICHPROBE,
60 REM N2 DER UMFANG DER ZWEITEN STICHPROBE, N = N1+N2.
65 READ N1,N2
70 LET N=N1+N2
75 FOR J=1 TO N STEP 1
80 READ W[J,1]
85 NEXT J
90 FOR J=1 TO N1 STEP 1
95 LET W[J,2]=1
100 NEXT J
105 FOR J=N1+1 TO N STEP 1
110 LET W[J,2]=2
115 NEXT J
120 REM RANGORDNUNG DER W(J,1); VGL. AUCH BEISP.2.2
125 REM DIE K-SCHLEIFE ERMITTELT DAS MINIMUM DER
130 REM WERTE W(J,1),...,W(N,1) UND ORDNET ES
135 REM W(J,1) ZU (J=1,2,...,N-1).
140 REM ES IST ZU BEACHTEN, DASS AUCH DIE GRUPPEN-
145 REM ZUGEHOERIGKEIT UEBERTRAGEN WERDEN MUSS.
150 FOR J=1 TO N-1 STEP 1
155 FOR K=J+1 TO N
160 IF W[J,1] <= W[K,1] THEN 195
165 LET H1=W[K,1]
170 LET H2=W[K,2]
175 LET W[K,1]=W[J,1]
180 LET W[K,2]=W[J,2]
185 LET W[J,1]=H1
190 LET W[J,2]=H2
195 NEXT K
200 NEXT J
205 REM AUF W(N+1,1) WIRD EINE ZAHL GESPEICHERT, DIE
210 REM IN KEINER STICHPROBE VORKOMMT. DAMIT WIRD
215 REM ERREICHT, DASS DIE FOLGENDE RANGZAHLZUORDNUNG
220 REM ABBRICHT, WIE MAN SICH LEICHT UEBERLEGT.
225 LET W[N+1,1]=1E+99
230 LET I=0
235 LET J0=0
240 REM AUF I WIRD DIE ANZAHL DER STICHPROBENELEMENTE
245 REM AUFGEZAEHLT, DIE GLEICH SIND. J0 IST DIE RANG-
250 REM SUMME EINER GRUPPE VON GLEICHEN WERTEN.
255 FOR J=1 TO N
260 LET I=I+1
265 LET J0=J0+J
270 IF W[J,1]=W[J+1,1] THEN 320
275 REM DIE FOLGE DER GLEICHEN WERTE IST UNTERBROCHEN,
280 REM ES KANN EINE RANGZUTEILUNG ERFOLGEN.
285 REM J0 IST DIE MITTLERE RANGZAHL
```

```
290 LET J0=J0/I
295 FOR L=J-I+1 TO J STEP 1
300 LET W[L,1]=J0
305 NEXT L
310 LET I=0
315 LET J0=0
320 NEXT J
325 REM BESTIMMUNG DER RANGSUMMEN R1 UND R2:
330 LET R1=0
335 LET R2=0
340 FOR I=1 TO N
345 IF W[I,2]=2 THEN 360
350 LET R1=R1+W[I,1]
355 GOTO 365
360 LET R2=R2+W[I,1]
365 NEXT I
370 LET U1=N1*N2+N1*(N1+1)/2-R1
375 LET U2=N1*N2+N2*(N2+1)/2-R2
380 REM BESTIMMUNG DES MINIMUMS U VON U1 UND U2
385 LET U=U1
390 IF U<U2 THEN 400
395 LET U=U2
400 REM KRITISCHER WERT U0 UND ALPHA
405 READ U0,A
410 PRINT "ERGEBNIS"
415 PRINT "========"
420 PRINT
425 IF U <= U0 THEN 445
430 PRINT "MIT DEN VORLIEGENDEN DATEN IST KEINE ";
435 PRINT "WIRKUNG DES AKTIVPRAEPARATS NACHWEISBAR."
440 GOTO 455
445 PRINT "MIT EINER IRRTUMSWAHRSCHEINLICHKEIT VON";A
450 PRINT "IST EINE WIRKUNG DES AKTIVUMS ANZUNEHMEN."
455 PRINT "ALPHA =";A;"TABELLENWERT =";U0
460 PRINT "TESTGROESSE U =";U
465 REM
470 REM ------------------- EINZULESENDE DATEN:
475 REM GRUPPENUMFAENGE N1 UND N2:
480 DATA 9,10
485 REM ERSTE GRUPPE:
490 DATA 1,0,3,2,2,3,1,0,3
495 REM ZWEITE GRUPPE:
500 DATA 1,1,2,0,1,2,3,1,3,0
505 REM SCHWELLENWERT U(N1,N2,ALPHA) UND ALPHA:
510 DATA 20,0.05
515 END
```

```
ERGEBNIS
========

MIT DEN VORLIEGENDEN DATEN IST KEINE
WIRKUNG DES AKTIVPRAEPARATS NACHWEISBAR.
ALPHA = 0.05    TABELLENWERT = 20
TESTGROESSE U = 39
```

3.6 Einfache lineare Regression

An n Merkmalsträgern werden die Ausprägungen (x_i, y_i)
$(i=1,\ldots,n)$ zweier Merkmale mit quantitativen,
stetigen Skalen beobachtet. Die Werte $x_1, x_2, \ldots, x_n$
der Einflußgröße x seien vom Untersuchenden frei
wählbar; die Zielvariable y sei eine Zufallsvariable.
Die einfache lineare Regressionsrechnung gestattet
es, Aussagen über die Art der Abhängigkeit der Zufallsvariablen y von der Einflußgröße x zu machen,
indem eine Gerade $y = c + b \cdot x$ durch die Punktwolke
(x_i, y_i) $(i=1,2,\ldots,n)$ gelegt wird. Die Gleichung der
Regressionsgeraden ist gegeben durch

$$y = \frac{1}{n} \sum_{i=1}^{n} y_i + b \cdot \left(x - \frac{1}{n} \sum_{i=1}^{n} x_i \right) \qquad \text{beziehungsweise}$$

$$y = c + b \cdot x = \left(\frac{1}{n} \sum_{i=1}^{n} y_i - b \cdot \frac{1}{n} \sum_{i=1}^{n} x_i \right) + b \cdot x \ , \quad \text{wobei}$$

$$b = \frac{\displaystyle\sum_{i=1}^{n} x_i y_i - \frac{\left(\sum_{i=1}^{n} x_i\right) \cdot \left(\sum_{i=1}^{n} y_i\right)}{n}}{\displaystyle\left(\sum_{i=1}^{n} x_i^2\right) - \frac{\left(\sum_{i=1}^{n} x_i\right)^2}{n}} \qquad \text{ist.}$$

b ist die Steigung der Regressionsgeraden und heißt
Regressionskoeffizient. b gibt an, um wieviele Einheiten sich y ändert, wenn man x um eine Einheit ver-
größert. Die Gleichung der Regressionsgeraden kann
benützt werden, um zu einem x, das nicht außerhalb
der Spannweite der x_i liegen darf, den im Mittel
zu erwartenden Wert von y anzugeben.

Beispiel (vgl. Athen-Bruhn [11]):

Es soll untersucht werden, ob eine mittlere lineare
Abhängigkeit des Blutalkoholgehaltes von der Anzahl
der genossenen Flaschen Bier besteht. Es ergaben
sich folgende Meßwerte:

Anzahl der Flaschen Bier	Blutalkoholgehalt / ‰
1	$\emptyset.3$
2	$\emptyset.5$
3	$\emptyset.7$
4	$1.\emptyset$
5	$1.\emptyset$
6	1.5
7	1.6
8	2.1
9	2.2
$1\emptyset$	2.4

(In diesem Beispiel besagt der Regressionskoeffizient,
daß pro genossener Flasche Bier der Blutalkoholgehalt
im Mittel um b‰ ansteigt.)

Bemerkung

Zur Prüfung der Linearität der Regression und zur
Prüfung des Regressionskoeffizienten sind verschiedene Ergänzungen des angegebenen BASIC - Programms notwendig. Vergleiche hierzu die entsprechenden Kapitel aus Linder [15] oder Sachs [19].

```
10 REM BEISPIEL 3.6: EINFACHE LINEARE REGRESSION
20 REM
30 REM RUNDUNGSFUNKTION FNR(X); 3 DEZIMALSTELLEN
40 DEF FNR(X)=INT(X*10↑3+0.5)/10↑3
50 REM
60 REM X IST DIE ANZAHL DER FLASCHEN, Y PROMILLE
70 REM N IST DIE ANZAHL DER MESSUNGEN
80 READ N
90 REM
100 REM X0=SUMME(X(J)), Y0=SUMME(Y(J))
110 REM S1=SUMME(X(J)*Y(J)), S2=SUMME(X(J)↑2)
120 READ X0,Y0,S1,S2
130 FOR J=1 TO N
140 READ X,Y
150 X0=X0+X
160 Y0=Y0+Y
170 S1=S1+X*Y
180 S2=S2+X↑2
190 NEXT J
200 REM
210 REM BERECHNUNG DES REGRESSIONSKOEFFIZIENTEN B
220 B=(S1-X0*Y0/N)/(S2-X0↑2/N)
230 REM
240 REM BERECHNUNG DES KONSTANTEN GLIEDS C
250 C=Y0/N-B*X0/N
260 REM
270 PRINT "ERGEBNIS"
280 PRINT "--------"
290 PRINT
300 PRINT "DIE GLEICHUNG DER REGRESSIONSGERADEN"
310 PRINT "LAUTET: Y = B*X + C MIT DEN GROESSEN"
320 PRINT "REGRESSIONSKOEFFIZIENT B =";FNR(B)
330 PRINT "KONSTANTES GLIED C =";FNR(C)
340 PRINT
350 PRINT "IM MITTEL STEIGT DER BLUTALKOHOLGEHALT PRO"
360 PRINT "GENOSSENER FLASCHE BIER UM";FNR(B)
370 PRINT "PROMILLE."
380 PRINT
390 DATA 10,0,0,0,0
400 DATA 1,0.3,2,0.5,3,0.7,4,1,5,1,6,1.5,7,1.6,8,2.1,9
410 DATA 2.2,10,2.4
420 END
```

```
ERGEBNIS
--------

DIE GLEICHUNG DER REGRESSIONSGERADEN
LAUTET: Y = B*X + C MIT DEN GROESSEN
REGRESSIONSKOEFFIZIENT B = 0.243
KONSTANTES GLIED C =-0.007

IM MITTEL STEIGT DER BLUTALKOHOLGEHALT PRO
GENOSSENER FLASCHE BIER UM 0.243
PROMILLE.
```

3.7 Einfache lineare Korrelation

In 3.6 lagen eine unabhängige ("fixe") Variable x
und eine abhängige Zufallsvariable y vor. Wenn nun
beide Variablen "gleichberechtigte" Zufallsvariablen
sind und man a priori keine kausale Abhängigkeits-
richtung zwischen den beiden Größen kennt, so faßt
man zunächst die eine, dann die andere der beiden
Variablen als Einflußgröße auf und bestimmt nach
Abschnitt 3.6 jeweils den Regressionskoeffizienten.
Das geometrische Mittel r der beiden Regressionskoeffizienten heißt Korrelationskoeffizient:

$$r = \frac{\sum\limits_{i=1}^{n} x_i y_i - \frac{\left(\sum\limits_{i=1}^{n} x_i\right)\cdot\left(\sum\limits_{i=1}^{n} y_i\right)}{n}}{\sqrt{\left[\sum\limits_{i=1}^{n} x_i^2 - \frac{\left(\sum\limits_{i=1}^{n} x_i\right)^2}{n}\right]\left[\sum\limits_{i=1}^{n} y_i^2 - \frac{\left(\sum\limits_{i=1}^{n} y_i\right)^2}{n}\right]}}$$

Es ist mit einer Irrtumswahrscheinlichkeit α eine
lineare Korrelation zwischen x und y anzunehmen,
wenn der berechnete Wert r größer ist als der
Tabellenwert $\bar{r}_{1-\alpha}$ der Verteilung von r unter der
Nullhypothese einer nicht existierenden Korrelation
zwischen x und y.

Bemerkung

Bei kleinen Stichprobenumfängen verwendet man
häufig den folgenden Korrelationskoeffizienten
r*, der eine verbesserte Schätzung des Korrelationskoeffizienten ϱ der Population darstellt:

$$r^* = r \cdot \left[1 + \frac{1 - r^2}{2(n-3)} \right]$$

Diese Korrektur ist in dem unten angegebenen Programm nicht berücksichtigt.

Beispiel (vgl. Athen-Bruhn [11]):

Es soll aufgrund von 6 Meßpaaren geprüft werden, inwieweit das Körpergewicht x mit der Körpergröße y zusammenhängt. Da man nicht bestimmen kann, ob die Variable x oder die Variable y Einflußgröße ist, soll die Frage nach dem Zusammenhang der beiden Größen mit den Mitteln der einfachen linearen Korrelationsrechnung beantwortet werden. Die Messungen ergaben die folgenden Werte:

Testperson	x (in kg)	y (in cm)
1	50.2	158
2	59.3	161
3	65.1	174
4	74.8	176
5	85.3	179
6	90.6	184

Der Tabellenwert $\bar{r}_{1-\alpha}$ beträgt für $n = 6$ und $\alpha = 0.05$ 0.811.

```
15 REM BEISPIEL 3.7: EINFACHE LINEARE KORRELATION
30 REM
45 DIM X[6],Y[6]
60 REM N IST DIE ANZAHL DER MESSUNGEN,
75 REM R IST DER BERECHNETE KORRELATIONSKOEFFIZIENT,
90 REM R0 IST DER THEORETISCHE WERT.
105 REM X IST DAS KOERPERGEWICHT, Y DIE KOERPERGROESSE.
120 REM
135 REM X0=SUMME X(J), Y0=SUMME Y(J)
150 REM S1=SUMME X(J)↑2, S2=SUMME Y(J)↑2
165 REM S3=SUMME X(J)*Y(J)
180 REM
195 READ N,R0
210 DATA 6,0.811
225 READ X0,Y0,S1,S2,S3
230 DATA 0,0,0,0,0
240 FOR J=1 TO N
255 READ X[J],Y[J]
270 LET X0=X0+X[J]
285 LET Y0=Y0+Y[J]
300 LET S1=S1+X[J]↑2
315 LET S2=S2+Y[J]↑2
330 LET S3=S3+X[J]*Y[J]
345 NEXT J
360 DATA 50.2,158,59.3,161,65.1,174
365 DATA 74.8,176,85.3,179,90.6,184
375 REM
390 REM BERECHNUNG DES KORRELATIONSKOEFFIZIENTEN R
405 LET R=S3-X0*Y0/N
420 LET R=R/SQR((S1-X0↑2/N)*(S2-Y0↑2/N))
435 REM
450 PRINT "ERGEBNIS"
465 PRINT "--------"
480 PRINT
485 R=INT(R*10↑4+0.5)/10↑4
495 PRINT "KORRELATIONSKOEFFIZIENT R =";R
510 REM TEST, OB SIGNIFIKANT
525 IF R0>R THEN 595
540 REM SIGNIFIKANT:
555 PRINT "MAN MUSS DIE NULLHYPOTHESE EINER NICHT"
570 PRINT "EXISTIERENDEN LINEAREN KORRELATION MIT"
580 PRINT "EINER IRRTUMSWAHRSCHEINLICHKEIT VON"
585 PRINT "ALPHA GLEICH 0.05 ZURUECKWEISEN."
590 GOTO 615
595 PRINT "NICHT SIGNIFIKANT"
615 END


ERGEBNIS
--------

KORRELATIONSKOEFFIZIENT R = 0.9483
MAN MUSS DIE NULLHYPOTHESE EINER NICHT
EXISTIERENDEN LINEAREN KORRELATION MIT
EINER IRRTUMSWAHRSCHEINLICHKEIT VON
ALPHA GLEICH 0.05 ZURUECKWEISEN.
```

3.8 Die Einweg-Varianzanalyse

Es liegen k unabhängige Stichproben mit den Um-
fängen n_i (i=1,2,...,k) vor. Die k Stichproben
seien Gauß-Verteilungen (oder wenigstens ein-
gipfelig-symmetrischen Verteilungen) mit gleicher,
aber unbekannter Varianz entnommen. Mit der Einweg-
Varianzanalyse kann man die k Mittelwerte μ_i der
Gauß-verteilten Populationen vergleichen.

Sei x_{ij} der j-te Wert der i-ten Stichprobe und

$n = \sum\limits_{l=1}^{k} n_l$ die Anzahl aller Stichprobenelemente. Die

Durchschnitte der einzelnen Stichproben ergeben sich
nach dem folgenden Ausdruck:

$$\bar{x}_{i\cdot} = \frac{1}{n_i} \sum_{j=1}^{n_i} x_{ij} \qquad (i=1,2,\ldots,k)$$

Die Notation $x_{i\cdot}$ bedeutet Summation der x_{ij} über den
zweiten Index: $x_{i\cdot} = \sum\limits_{j=1}^{n_i} x_{ij} \ ; \ \bar{x}_{i\cdot} = \frac{1}{n_i}\cdot x_{i\cdot}.$ Der Gesamtdurchschnitt berechnet sich nach der Formel

$$\bar{x}_{\cdot\cdot} = \frac{1}{n} \sum_{i=1}^{k} \sum_{j=1}^{n_i} x_{ij} = \frac{1}{n} \sum_{i=1}^{k} n_i \cdot \bar{x}_{i\cdot}$$

In der Einweg-Varianzanalyse wird die Summe der
Abweichungsquadrate SQ_{total} der Stichprobenwerte
um den Gesamtdurchschnitt $\bar{x}_{\cdot\cdot}$ in zwei Anteile zer-
legt, nämlich in die Summe der Abweichungsquadrate
$SQ_{innerhalb}$ der Stichprobenwerte innerhalb der
Gruppen um die Gruppendurchschnitte $\bar{x}_{i\cdot}$ und die
Summe der Abweichungsquadrate $SQ_{zwischen}$ der

Gruppendurchschnitte $\bar{x}_{i.}$ um den Gesamtdurchschnitt $\bar{x}_{..}$:

$$\sum_{i=1}^{k} \sum_{j=1}^{n_i} (x_{ij}-\bar{x}_{..})^2 = \sum_{i=1}^{k} \sum_{j=1}^{n_i} (x_{ij}-\bar{x}_{i.})^2 + \sum_{i=1}^{k} n_i(\bar{x}_{i.}-\bar{x}_{..})^2$$

$$(SQ_{total} \qquad = SQ_{innerhalb} \qquad + SQ_{zwischen} \qquad)$$

mit den Freiheitsgraden

$$n-1 \qquad = \qquad n-k \qquad + \qquad k-1$$

Wenn alle Gruppen derselben Grundgesamtheit entstammen (wenn also die Mittelwerte μ_i alle gleich sind; die Varianzen wurden schon als gleich vorausgesetzt), so sind die Varianzen

$$s^2_{innerhalb} = \frac{1}{n-k} \sum_{i=1}^{k} \sum_{j=1}^{n_i} (x_{ij} - \bar{x}_{i.})^2 \quad \text{und}$$

$$s^2_{zwischen} = \frac{1}{k-1} \sum_{i=1}^{k} n_i(\bar{x}_{i.} - \bar{x}_{..})^2 \quad \text{ungefähr gleich.}$$

Man berechnet die Prüfgröße $F = \dfrac{s^2_{zwischen}}{s^2_{innerhalb}}$ mit den Freiheitsgraden $FHG_1 = k-1$ und $FHG_2 = n-k$ und der Irrtumswahrscheinlichkeit α und prüft die Nullhypothese $H_o(\mu_1 = \mu_2 = \ldots = \mu_k)$ mit der F - Verteilung. Die Nullhypothese wird abgelehnt, wenn $F_{berechnet} > F_{k-1,n-k,\alpha}$. Dies bedeutet, daß die Alternativhypothese H_1("Es gibt mindestens zwei Werte $i,j \leq k$, für die $\mu_i \neq \mu_j$") akzeptiert werden muß.

Bemerkungen

Wenn $k = 2$ ist, wenn also nur zwei unabhängige
Stichproben vorliegen, ist die Einweg - Varianzanalyse mit dem Zweistichproben - t - Test, auf den
hier nicht weiter eingegangen wurde, identisch.
Vergleiche hierzu auch Abschnitt 3.4 und insbesondere die Bemerkung aus Abschnitt 3.5.

Zur Prüfung der Gleichheit der Varianzen kann man
den Bartlett - Test verwenden (vgl. Sachs [19]).
Zum weiteren Vergleich der k Gruppen kann man die
Tests von Scheffé, von Student, Newman und Keuls
oder von Tukey verwenden (vgl. u.a. Sachs [19]).
Auf diese Tests wird hier nicht weiter eingegangen.

Beispiel

Ein Internist untersucht den Blutzuckergehalt
einer Gruppe von $n_1 = 11$ klinisch unauffälligen
Personen (Kontrollgruppe), einer Gruppe von $n_2 = 9$
Diabetikern und einer Gruppe von $n_3 = 10$ Patienten
mit Morbus Cushing. Dabei geht er von der (be-
rechtigten) Annahme aus, daß der Blutzuckergehalt
in der Population eingipfelig und symmetrisch verteilt ist. Nach der Prüfung der Gleichheit (Homo-
genität) der Varianzen möchte er statistisch
testen, ob sich die drei Gruppen bezüglich des
mittleren Blutzuckergehaltes unterscheiden. Zu
diesem Zweck wendet er die Einweg - Varianzanalyse
an und testet an der Signifikanzschwelle $\alpha = 0.01$.

Es wurden folgende Werte beobachtet (in $mg/100cm^3$):

Kontrolle	Diabetes	M.Cushing
99	150	120
111	144	142
98	165	115
119	160	150
91	164	125
118	170	134
109	143	155
99	160	130
115	147	121
109		141
94		

Bemerkung

Die errechnete Prüfgröße in diesem Beispiel ist
$F = 50.35$ und ist größer als der Tabellenwert
$F_{2,27,0.01} = 5.49$. Die Nullhypothese, daß der
mittlere Blutzuckergehalt in den drei Populationen, aus denen die Stichproben genommen wurden,
gleich ist, muß mit einer Irrtumswahrscheinlichkeit von $\alpha = 0.01$ zurückgewiesen werden.

```
10 REM BEISPIEL 3.8: DIE EINWEG-VARIANZANALYSE
20 REM
30 DIM X[3,11],D[3],N[3]
40 REM AUF X(I,J) WIRD DER J-TE WERT DER I-TEN GRUPPE
50 REM GESPEICHERT. D(I) IST DER DURCHSCHNITT DER I-TEN
60 REM GRUPPE, N(I) DEREN UMFANG. K IST DIE ANZAHL DER
70 REM GRUPPEN, N0 IST DER GESAMTUMFANG DER STICHPROBE,
80 REM D0 IST DER GESAMTDURCHSCHNITT DER WERTE.
90 REM
100 REM EINLESEN DER DATEN:
110 READ N0,K
120 FOR I=1 TO K
130 READ N[I]
140 LET N0=N0+N[I]
150 NEXT I
160 LET D0=0
170 FOR I=1 TO K
180 LET D[I]=0
190 FOR J=1 TO N[I]
200 READ X[I,J]
210 LET D[I]=D[I]+X[I,J]
220 NEXT J
230 LET D0=D0+D[I]
240 LET D[I]=D[I]/N[I]
250 NEXT I
260 LET D0=D0/N0
270 REM ---------------------------------------  DATEN:
280 REM (N0),K,N(1),N(2),...,N(K):
290 DATA 0,3,11,9,10
300 REM 1. GRUPPE:
310 DATA 99,111,98,119,91,118,109,99,115,109,94
320 REM 2. GRUPPE:
330 DATA 150,144,165,160,164,170,143,160,147
340 REM 3. GRUPPE:
350 DATA 120,142,115,150,125,134,155,130,121,141
360 REM BERECHNUNG DER PRUEFGROESSE F:
370 REM S1=S(INNERHALB)↑2, S2=S(ZWISCHEN)↑2
380 LET S1=0
390 LET S2=0
400 FOR I=1 TO K
410 FOR J=1 TO N[I]
420 LET S1=S1+(X[I,J]-D[I])↑2
430 NEXT J
440 LET S2=S2+N[I]*(D[I]-D0)↑2
450 NEXT I
460 LET F=(S2/(K-1))/(S1/(N0-K))
470 PRINT "ERGEBNIS (GAUSS-VERTEILUNG PRUEFEN!)"
480 PRINT "========"
490 PRINT
500 PRINT "PRUEFGROESSE F =";INT(F*100+0.5)/100;
510 PRINT "1. FHG =";K-1;"2. FHG =";N0-K
520 END


ERGEBNIS (GAUSS-VERTEILUNG PRUEFEN!)
========

PRUEFGROESSE F = 50.35   1. FHG = 2   2. FHG = 27
```

4. Zufallszahlen und Randomisierung

Eine Urne enthalte n gleichartige Kugeln, von denen
jede mit genau einer der natürlichen Zahlen zwischen
1 und n beschriftet ist; jede der Zahlen soll nur
einmal vorkommen. Wenn man nun aus dieser Urne eine
Kugel herausgreift (und wieder zurücklegt), so erhält man eine zufällig gezogene Zahl, eine sogenannte
Zufallszahl, zwischen 1 und n. Da für jede der n Realisationen der Zufallsvariablen "Zahl beim Ziehen
einer Kugel" die Wahrscheinlichkeit konstant gleich
$\frac{1}{n}$ ist, kommt in einer Folge von Zufallszahlen nach
vielen Ziehungen jede Zahl etwa gleich häufig vor.
Man spricht deshalb auch von einer Gleichverteilung
der Zufallszahlen.

4.1 Der Zufallsgenerator

Zufallszahlen kann man auch mit einem Computer er-
zeugen. Da man bei den üblicherweise verwendeten
Zufallszahlengeneratoren zwar die (i+1)-te Zufalls-
zahl aus der i-ten Zahl berechnet, die erzeugten
Zahlenfolgen aber die angemessenen statistischen
Tests auf Zufälligkeit bestehen, nennt man diese
Zahlen auch Pseudo - Zufallszahlen (vgl. Hammersley
und Handscombe [12]).

Die Pseudo - Zufallszahlen können nach folgender
Rechenvorschrift erzeugt werden:

$$x_{i+1} = a \cdot x_i + c \quad (\text{modulo } m)$$

Dabei ist m eine natürliche Zahl ($m \in \mathbb{N}$); a, c und
x_i (i=0,1,2,...) sind natürliche Zahlen zwischen
0 und m-1 ($0 \leq a, c, x_i \leq m-1$).

Die Folge von Zufallszahlen wiederholt sich nach
höchstens m Schritten. Um die Periode sehr groß
zu machen, wählt man m sehr groß, im allgemeinen
als Potenz von 2: $m = 2^p$, $p \approx 30$. Außerdem muß $c \in \mathbb{N}$
eine ungerade Zahl sein und $a = 4 \cdot k + 1$, wobei $k \geq 1$
und $a < m$, um zu gewährleisten, daß alle Zahlen
zwischen $\emptyset$ und $m-1$ vorkommen.

```
10 LET P=30
20 LET M=2↑P
30 LET A=4001
40 LET C=1111
50 REM DAS X AUS ZEILE 60 IST DER ANFANGSWERT
60 LET X=111
70 PRINT "ZUFALLSZAHLEN ZWISCHEN 0 UND";M-1
80 PRINT
90 REM IN DEN ZEILEN 120,130 WIRD AUS DEM AKTUELLEN X
100 REM (X(I)) DIE NAECHSTE ZUFALLSZAHL X(I+1) BERECH-
110 REM NET UND AUF X GESPEICHERT.
120 LET X=A*X+C
130 LET X=X-M*INT(X/M)
140 PRINT X;
150 GOTO 120
160 END
```

(ES WERDEN NUR DIE ERSTEN 60 ZUFALLSZAHLEN GEDRUCKT.)

ZUFALLSZAHLEN ZWISCHEN 0 UND 1073741823

```
      445222   707592509   694181560   724065810    31865770
   793411649   459177020  1068739090   385157040   193800710
   155044893   785585556   285491830   865254030   137734570
   246459969   391342648   246356370  1050584873   764578850
  1063265210  1032741460   240043820   490134275   374664770
    90159580  1024969651   283548910   607823880   951855460
   885188670   439334230    60889460   953078347   409250440
  1028471780   336923330   484255320   475285940    22276750
     8706469   474845212   406407670   391967250   597905320
   996144390   917796640   981061500   700695890  1018096360
   700799040   357057690   511192880   878281100   719434090
   827706880   235442780   334984243   242161000   371036863
```

Häufig will man keine Zufallszahlen zwischen $\emptyset$ und m-1 haben, sondern sehr viel kleinere Zufallszahlen, etwa solche zwischen 1 und $z \ll m \approx 2^{30}$. Wenn man nun die Periode sehr klein wählt, muß man in Kauf nehmen, daß sich die erzeugten Zufallszahlen schon nach z Schritten wiederholen. Um dies zu vermeiden, kann man die oben vorgeschlagene Periode von $m = 2^{30}$ beibehalten und folgende Zufallszahlen verwenden:

$$y_i = 1 + \text{Vorkommateil} (z \cdot x_i / (m-1)) ,$$

wobei die x_i wie oben berechnet werden.

```
10 LET P=30
20 LET M=2↑P
30 LET A=4001
40 LET C=1111
50 LET Z=20
60 REM DAS X AUS ZEILE 70 IST DER ANFANGSWERT
70 LET X=111
80 PRINT "ZUFALLSZAHLEN ZWISCHEN 1 UND";Z
90 PRINT
100 REM IN DEN FOLGENDEN BEIDEN ZEILEN WIRD DIE HILFS-
110 REM ZUFALLSZAHL X ERZEUGT. DIE GEWUENSCHTEN ZAHLEN
120 REM Y WERDEN IN ZEILE 150 BERECHNET.
130 LET X=A*X+C
140 LET X=X-M*INT(X/M)
150 LET Y=1+INT(Z*X/(M-1))
160 PRINT Y;
170 GOTO 130
180 END
```

(ES WERDEN NUR DIE ERSTEN 60 ZUFALLSZAHLEN GEDRUCKT.)

ZUFALLSZAHLEN ZWISCHEN 1 UND 20

1	14	13	14	1	15	9	20	8	4
3	15	6	17	3	5	8	5	20	15
20	20	5	10	7	2	20	6	12	18
17	9	2	18	8	20	7	10	9	1
1	9	8	8	12	19	18	19	14	19
14	7	10	17	14	16	5	7	5	7

Bemerkung

In vielen Fällen liegt der Zufallsgenerator als
eingebaute Funktion vor. Diese "Random - Funktion"
RND erzeugt Zufallszahlen zwischen $\emptyset$ und <1.
Der Wert des Arguments der RND - Funktion bestimmt
üblicherweise die Folge der Zufallszahlen. Dies
ist den Handbüchern der entsprechenden Maschinen
zu entnehmen.

Ein Programm zur Erzeugung von Zufallszahlen hat
dann etwa folgende Gestalt:

```
10 REM BERECHNUNG VON ZUFALLSZAHLEN ZWISCHEN 0 UND <1
20 LET X=1
30 PRINT RND(X);
40 GOTO 30
50 END
```

```
0.039710839    0.396815431    0.721777303    0.014711655
0.372501687    0.273918599    0.365541591    0.420477863
0.621882615    0.003279047    0.757678359    0.207499751
0.507290423    0.631245575    0.877528407    0.001390119
0.169089911    0.204614983    0.001200535    0.289649767
0.595453879    0.776712071    0.214851543    0.690147495
```

In den Programmen der Abschnitte 4.1 und 4.2 kann
man die entsprechenden Anweisungen ersetzen; z.B.
im ersten Programm aus Abschnitt 4.1 die Zeilen
12$\emptyset$ und 13$\emptyset$ durch '12$\emptyset$ X=RND(1)'. Man erhält dann
Zufallszahlen zwischen $\emptyset$ und <1.

4.2 Die Randomisierung

Ein wichtiges Prinzip der Planung von Versuchen und
die Voraussetzung für die Anwendbarkeit statistischer
Prüfverfahren ist die Randomisierung. Unter Randomisierung versteht man das streng zufällige Zuteilen von
Behandlungsmethoden, Medikamenten etc., die im Versuch
verglichen werden sollen, auf die Versuchseinheiten
(Patienten, Probanden, Tiere). Zur objektiven Durchführung eines Versuchs muß jede Versuchseinheit die
gleiche Chance haben, das eine oder das andere Medi-
kament zu erhalten.

Eine Möglichkeit der streng zufälligen Zuteilung
der Medikamente, Behandlungsmethoden etc. durch die
Verwendung von Pseudo - Zufallszahlen ist in folgendem
Beispiel gegeben.

Beispiel

In einem Analgesieversuch sollen 8 Probanden mit
dem Analgeticum und weitere 8 Probanden mit Placebo
behandelt werden. Die beiden Präparate sollen streng
zufällig auf die Probanden verteilt werden.

Bemerkungen

Zur Lösung dieses Problems wird vereinbart, daß in
einer streng zufälligen Anordnung der Zahlen 1,2,
3,...,16 = 8+8 die Zahlen 1,2,...,8 das Analgeticum
und die Zahlen 9,10,...,16 das Placebo repräsentieren.

Der Zufallsgenerator ist aus Abschnitt 4.1 übernommen.

```basic
10 REM BEISPIEL 4.2: DIE RANDOMISIERUNG
20 REM
30 DIM X[20],N[20]
40 REM ZEILEN 50-90 WIE IN 4.1
50 LET P=30
60 LET M=2†P
70 LET A=4001
80 LET C=1111
90 LET X=348360360
100 REM Z=GESAMTZAHL PROB., Z0=ANZAHL MIT ANALGETICUM
110 LET Z=16
120 LET Z0=8
130 FOR I=1 TO Z
140 LET X[I]=0
150 NEXT I
160 REM J ZAEHLT, WIEVIELE ZAHLEN IN DER FOLGE ENT-
170 REM HALTEN SIND.
180 LET J=1
190 REM IM UNTERPROGRAMM WERDEN ZUFALLSZAHLEN ERZEUGT.
200 GOSUB 500
210 REM ES WIRD GEPRUEFT, OB Y SCHON IN DER FOLGE DER
220 REM ZUFALLSZAHLEN ENTHALTEN IST. WENN JA: X(Y)=1
230 IF X[Y]=1 THEN 200
240 REM WENN Y NOCH NICHT ENTHALTEN IST: X(Y)=1 SETZEN
250 LET X[Y]=1
260 REM Y WIRD IN DIE FOLGE N(J) DER ZUFALLSZAHLEN
270 REM UEBERNOMMEN.
280 LET N[J]=Y
290 REM WENN J=Z, SO IST DIE ZUFAELLIGE ANORDNUNG DER
300 REM ZAHLEN VON 1 BIS Z VOLLSTAENDIG.
310 IF J=Z THEN 340
320 LET J=J+1
330 GOTO 200
340 PRINT "PROB.NR.    ZUFALLSZAHL      PRAEPARAT"
350 PRINT
360 FOR I=1 TO Z
370 PRINT "   ";I,N[I];
390 REM WENN N(I)<=Z0, WIRD NACH VEREINBARUNG ANALG.
400 REM VERABREICHT.
410 IF N[I]<Z/2+1 THEN 440
420 PRINT "         PLACEBO"
430 GOTO 450
440 PRINT "       ANALGETICUM"
450 NEXT I
460 PRINT
470 PRINT
480 END
490 REM
500 REM UNTERPROGRAMM ZUFALLSZAHLENGENERATOR
510 REM (VGL. BEISPIEL AUS 4.1)
520 LET X=A*X+C
530 LET X=X-M*INT(X/M)
540 LET Y=1+INT(Z*X/(M-1))
550 RETURN
560 END
```

PROB.NR.	ZUFALLSZAHL	PRAEPARAT
1	2	ANALGETICUM
2	12	PLACEBO
3	7	ANALGETICUM
4	9	PLACEBO
5	5	ANALGETICUM
6	3	ANALGETICUM
7	15	PLACEBO
8	4	ANALGETICUM
9	16	PLACEBO
10	13	PLACEBO
11	10	PLACEBO
12	6	ANALGETICUM
13	8	ANALGETICUM
14	11	PLACEBO
15	14	PLACEBO
16	1	ANALGETICUM

Literatur

I. und II. Kapitel

[1] H.D. Ebbinghaus, F.K. Mahn, H. Hermes,
K. Jacobs (1970), Selecta Mathematica II.
Springer Verlag Berlin Heidelberg New York

[2] Hewlett - Packard - Company (Hrsg.) (1973),
9830 Operating and Programming Manual

[3] J. von Neumann (1958), The Computer and the
Brain. Yale University Press Inc., New Haven

[4] H.O. Ramp (1972), BASIC - Praxis. R. Oldenbourg Verlag Wien München

[5] J. Schärf (1973), BASIC für Anfänger.
R. Oldenbourg Verlag Wien München

[6] W.-D. Schwill, R. Weibezahn (1976), Einführung
in die Programmiersprache BASIC. Vieweg Verlag

[7] W.F. Sharpe (1967), BASIC - An Introduction
to Computer Programming Using the BASIC Language.
Free Press New York

[8] B.M. Singer (1973), Programming in BASIC,
with Applications. McGraw-Hill Inc.

[9] J.E. Skelton (1971), An Introduction to the
BASIC Language. Rinehart and Winston Inc.

III. Kapitel

[10] K. Abt (1975), Biomathematik für Mediziner.
Preprint Universität Frankfurt

[11] H. Athen, J. Bruhn (1974), Rechnen und
Mathematik. Bertelsmann Verlag

[12] J.M. Hammersley, D.C. Handscombe (1975),
Monte Carlo Methods. Methuen & Co London

[13] H. Immich (1974), Medizinische Statistik.
Schattauer Verlag Stuttgart

[14] J. Krauth (1975), Grundlagen der mathe-
matischen Statistik für Bio-Wissenschaftler.
Verlag Anton Hain, Meisenheim am Glan

[15] A. Linder (1964), Statistische Methoden für
Naturwissenschaftler, Mediziner und Ingenieure.
Birkhäuser Verlag Basel und Stuttgart

[16] A. Linder (1969), Planen und Auswerten von
Versuchen. Birkhäuser Verlag Basel und Stuttgart

[17] A.E. Maxwell (1975), Analysing Qualitative
Data. Chapman and Hall Ltd. London

[18] J. Pfanzagl (1974), Allgemeine Methodenlehre
der Statistik I,II. Sammlung Göschen-de Gruyter

[19] L. Sachs (1974), Angewandte Statistik.
Springer Verlag Berlin Heidelberg New York

[20] H. Swoboda (1974), Knaurs Buch der modernen
Statistik. Verlag Droemer - Knaur

Sachverzeichnis

Abrundungsfunktion 19
Absolutbetrag 19
Absolute Häufigkeit 69
ALGOL 1
Analogrechner 6
Analytische Statistik 58
Anpassungstest 77
Anweisungsnummer 14
Argument 19,48ff
Arithmetische Anweisung 20
Arithmetische Anweisungsfunktion 48
Arithmetischer Ausdruck 20

Berechnetes GOTO 37
Binomialverteilung 61
Bit 5
Blockbildung 58

χ^2-Test 74
χ^2-Verteilung 75
COBOL 1
COS 19

DATA - Anweisung 34
DEF - Anweisung 48
Deskriptive Statistik 58
Dezimaldarstellung 5
Digitalrechner 3
DIM - Anweisung 23
Diskrete Merkmalsskala 59
Dualdarstellung 5
Durchschnitt 65ff

Eingebaute Funktion 19
END - Anweisung 22
Erwartungshäufigkeit 75
Erwartungswert 63
EXP 19
Extremwert 67

Feld 18,23
Festkommazahl 16,17
Flußdiagramm 8
Formales Argument 48
FORMAT - Anweisung 28,29
FOR - NEXT - Schleife 43
FORTRAN 1
Freiheitsgrad 74ff

Gauß - Verteilung 83
Gleichverteilung 101
Gleitkommazahl 16,17
GOSUB - Anweisung 50
GOTO - Anweisung 37

Häufigkeit 69,74
Histogramm 69
Hollerith - Konstante 16
Hollerith - Variable 17
Hybrid - Rechner 3

Indizierung 22
INT 19
IF - THEN - Anweisung 38

Kernspeicher 3,5
Kommentarzeile 24
Kontingenztafel 74
Korrelation 93

LET - Anweisung	21
Lochkarte	8,10
LOG	19
Maske	26,27
Matrix	22
Median	67
Merkmal	57,61ff
Name	16ff
Nominale Skala	59
Nullhypothese	74ff
Ordinale Skala	59
Poisson - Verteilung	63
PRINT - Anweisung	25
PRINTUSING - Anweisung	26
Programm	1ff
Programmierfeld	6
Programmiersprache	1
Qualitative Skala	59
Quantitative Skala	59
Randomisierung	57,101,105
Range	67,68
Rangordnung	87ff
Rechenwerk	4
READ - Anweisung	34
Realisation	61ff
Regression	90
Regressionskoeffizient	90
Relationszeichen	38
Relative Häufigkeit	69
Relative Häufigkeitssumme	69
REM - Anweisung	24

RESTORE - Anweisung	36
RETURN - Anweisung	51
RND - Funktion	103
Rücksprung	51
Rundungsfunktion	62,64ff
Schleife	43
Score	80
SGN - Funktion	19
Signifikanz	74ff
SIN - Funktion	19
Spannweite	67,68
SQR - Funktion	19
Standardabweichung	65
Stetige Merkmalsskala	59
Steuereinheit	4
Steuerkarte	14
Steuerpult	4
STOP - Anweisung	22
Streuung	65
Systematischer Fehler	58
Tabelle	58,74ff
Tatsächliches Argument	49
Test	74ff
t-Test	83,87,98
t-Verteilung	83
Unterprogramm	50
Variable	17
Variablenliste	25,26,28,34
Varianzanalyse	96
Vektor	22
Versuchsfehler	58
Versuchsplanung	57

Vierfelder - Tafel	74
Vorzeichenfunktion	19
Vorzeichentest	80
Wahrscheinlichkeit	61ff
Wiederholungsbereich	43
Wilcoxon - Test	86
WRITE - Anweisung	28
Wurzel	19
Zentraleinheit	4
Zufallsgenerator	101ff
Zufallsvariable	57,61ff
Zufallszahl	101ff

Programmiersprachen bei » **vieweg**

Harry Feldmann
Einführung in ALGOL 60

1972. VIII, 112 Seiten. DIN C 5 (uni-text/Skriptum) Paperback
ISBN 3 528 03315 0

Inhalt: Einleitung — ALGOL-60-Auszug — Ausdrücke — Felder — Blockstruktur — Standard-E/A/Format·
Prozedur-Anweisungen INPUT/OUTPUT — Übungsaufgaben — Anhang.

Hermann Kamp und Hilmar Pudlatz
Einführung in die Programmiersprache PL/I

2., verbesserte Auflage 1974. VII, 228 Seiten. DIN C 5 (uni-text/Skriptum) Paperback
ISBN 3 528 13316 3

Inhalt: Einleitung — Grundbegriffe der Programmierung — Elementares PL/I — Block- und Programm-
strukturen — Datenorganisation — Fortgeschrittene PL/I-Techniken — Programmbeispiele.

Gerald Kampe
Simscript

1971. XII, 227 Seiten. DIN C 5. Gebunden
ISBN 3 528 03802 0

Inhalt: Zur Methode der Simulation — Simulationssprachen — Einführung in die Simulationssprache
Simscript — Einzelheiten der Simulationssprache Simscript - Anhang.

Günther Lamprecht
Einführung in die Programmiersprache FORTRAN IV

Eine Anleitung zum Selbststudium. 3., berichtigte Auflage 1973. IV, 194 Seiten. DIN C 5
(uni-text/Skriptum) Paperback
ISBN 3 528 23307 9

Inhalt: Einleitung — Die Darstellung von Zahlen in der Rechenanlage — Ein einführendes Beispiel —
Das Ablochen von Fortran-Programmen — Der Sprungbefehl und der Einlesebefehl — Das logische
IF-Statement — Variablenfelder ("Arrays"); Vektoren, Matrizen — Die DO-Schleife — Genauere
Beschreibung der Ein- und Ausgabe — Interne Darstellung von Zeichen — Initialisieren von Variablen-
werten — Variables Format — Das arithmetische IF-Statement — Unterprogrammtechnik; Funktions-
unterprogramme — Unterprogrammtechnik; Subroutinen — Parameterübergabe durch den COMMON-
Bereich — Abschließende Aufgaben — Lösungsteil.

Günther Lamprecht
Einführung in die Programmiersprache SIMULA

Anleitung zum Selbststudium. 1976. IV, 231 Seiten. DIN C 5 (uni-text/Skriptum) Paperback
ISBN 3 528 03321 5

Inhalt: Eine einfache Programmieraufgabe — Ganze Zahlen; Auswertung arithmetischer Ausdrücke —
Steuerung des Programmablaufs; logische Größen, Vektoren und Matrizen — Eingabe von Datenkarten,
Ausgabe auf dem Drucker — Verarbeitung von Texten — Programmstruktur: zusammengesetzte
Anweisungen, Blöcke, Unterprogramme — Rekursive Prozeduren; vorgegebene Unterprogramme —
Klassen als Verbund — Klassen als Programmsystem; Klassen mit Anweisungen — Zugriff auf Dateien
— Ko-Routinen — Simulation — Lösungen zu den Beispielen und Aufgaben — Anhang.

Wolf Dietrich Schwill und Roland Weibezahn

Einführung in die Programmiersprache BASIC

1976. V, 114 Seiten. (uni-text/Skriptum) Paperback
ISBN 3 528 03322 3

Inhalt: Einleitung — Programmieren über Datenstationen — Elementare BASIC-
Anweisungen — Weitere Möglichkeiten in BASIC — Flußdiagramm-Technik —
Beispiele — Register.

Der zunehmend erkennbare Trend, Datenstationen und programmierbare Tischrechner
in Schulen, Hochschulinstituten und Labors einzusetzen, setzt die Existenz leicht erlern-
barer und leicht zu handhabender Programmiersprachen voraus. Dieses Buch führt in die
Programmiersprache BASIC (**B**eginner **A**ll-Purpose **S**ymbolic **I**nstruction **C**ode), die diese
Anforderungen erfüllt, ein. Ziel des Buches ist es, anhand von Beispielen aus der numeri-
schen Mathematik und Statistik die Sprachelemente von BASIC zu erläutern und deren
Anwendung zu üben. Bewußt wird auf rechenanlagenspezifische Sprachelemente, Steuer-
anweisungen und Komponenten des jeweiligen Betriebssystems weitgehend verzichtet.

Aufgrund der leichten Erlernbarkeit und einfachen Handhabung von BASIC und der
gewählten Beispiele ist das Buch für Schüler, Studenten und Mitarbeiter in Labors geeignet:
Einerseits soll das algorithmische Denken trainiert werden, andererseits soll der Leser in
die Lage versetzt werden, anfallende aufwendige Berechnungen dem Computer zu über-
geben.

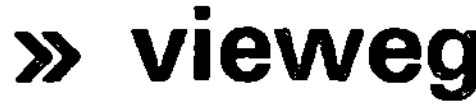